Spiritual Culture
青心文化

U0388916

在阅读中疗愈 · 在疗愈中成长

READING&HEALING&GROWING

悠季丛书 经典系列

Yoga

SINCE 2003
悠季瑜伽学院
YOGIYOGA COLLEGE

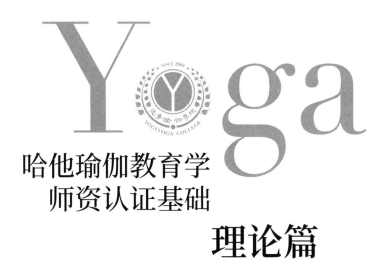

哈他瑜伽教育学师资认证基础

理论篇

悠季瑜伽学院 | 编著

中国青年出版社

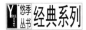

《哈他瑜伽教育学师资认证基础》
编辑委员会名单

瑜伽之路的灯塔
——《悠季丛书》介绍

《悠季丛书》创办于2004年，是中国青年出版社与悠季瑜伽共同出版的瑜伽经典图书系列。

瑜伽作为具有五千年历史的生命科学，其古籍文献积淀了历代瑜伽圣哲的智慧及探索。作为瑜伽习练者，延循它的教义方法，我们可以放心地走在瑜伽之路上，让每一分努力和精进都方向正确，收获瑜伽带给我们生命的累累果实。这也是《悠季丛书》出版的初衷。

本着“传统、传承、传授”的原则，《悠季丛书》系列分为典藏、历史、应用三大类。以“最传统、最正宗，没有经过任何稀释的瑜伽典籍”为准则进行瑜伽经典古籍甄选。这些经典古籍将我们带到瑜伽的源头，一览历代导师先哲的观点，探究瑜伽的核心要义；第二类是瑜伽历史、传记类图书，则选择影响瑜伽的重要流派级人物、蜚声世界的瑜伽大师，此类书籍犹如身边的恩师，大师的生平、精神、思想，对瑜伽习练者充满了无尽的启迪，大师们终其一生探索和实践的智慧为今天的习练者照亮前行的瑜伽之路；第三类是与现代科学相结合、满足现代人实际需求的应用著作。此类书籍展示瑜伽在当代的发展，帮助习练者的日常习练，并将瑜伽纳入生活的方方面面，是瑜伽之路的最佳助力和最不可或缺的学习伴侣。

感谢欧·彼·缇瓦瑞（O. P. Tiwari）大师在《悠季丛书》选择、版权和出版过程中给予的支持；感谢中国青年出版总社社长皮钧先生，促进中国青年出版社与《悠季丛书》的战略出版计划；感谢中国青年出版总社吕娜女士，在她主持下的出版专业性，无可替代地保障了《悠季丛书》的出版品质；感谢悠季瑜伽默瀚老师，在《悠季丛书》版权合作、专业翻译解答、配图拍摄等过程中，默瀚老师做出了不可缺少的专业贡献、起到了桥梁作用；感谢《悠季丛书》的每一位翻译者、每一位作者、每一位编者，你们在出版工作中表现出了很好的专业性与严谨的品质，让《悠季丛书》的准确阅读成为可能；最后，感谢所有的读者，因为你们在瑜伽中的精进求索，让《悠季丛书》绽放它存在的意义。

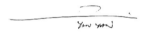

《悠季丛书》主编　尹岩

2019年12月　北京

推荐序

习练瑜伽，为内心带来深刻的幸福感

中国人主张“和而不同”，用包容去联结万事万物背后共通的部分。瑜伽与中国的太极一样，是一门天人合一的学问，它通过对自身的锻炼，将人的内在和外在稳定地连接在一起，并由持续的练习为内心带来深刻的幸福感。

近年来，瑜伽作为一种健康生活方式备受关注和推崇，而习练瑜伽的主要的人群是青年人。对于青年人来说，运用一种古老而易于掌握的技巧，达于身体、心灵与精神和谐统一，是适应现代社会节奏和挑战的重要能力。

悠季瑜伽在瑜伽领域深耕多年，为中国瑜伽行业带来纯粹且深具传承的印度瑜伽智慧，也为中印文化交流打开了一扇窗。更重要的是，他们和瑜伽发源地印度的瑜伽大师们有着直接而深厚的联系，引导人们溯本求源，关注本源的典籍、经典的原貌，以保证学习教育不偏样、不走形——这是一种极富远见且可持续的文化交流。

中国青年出版社作为一个已经有着七十年历史的文化出版机构，一直关注着每一代青年人的变化与成长。尤其是当今天中国人的物质生活越来越丰富的时候，我们也开始越来越关注青年人如何拓展自己的精神世界。时代在发展，受众在变化，经典也要用与时俱进的方式被传承，中国青年出版社与悠季瑜伽在传播经典的同时，也都在探索用新时代青年人喜欢的方式，来吸收和传习历史文化中的高品质成果。

相信这套《悠季丛书》的出版，会让瑜伽文明的本源知识种子在当下形成脉络，完整开花；相信每一个愿意深入其中的青年人，都会体会到人与自然相适应的内在平衡，进而弥散到个人的生活环境中，结出快乐、美丽而真诚的社会之果。

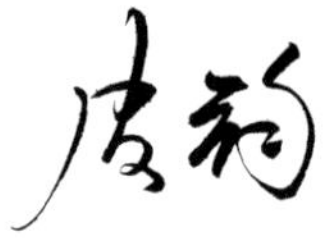

中国青年出版总社党委书记、社长

2020 年 1 月

请用你的神、心、身学习

每一次做学生，都会有一个明确的目的。你的目的是什么？

2004年，享誉国际的印度呼吸控制法大师O.P.Tiwari在悠季瑜伽学院讲学时，曾经讲述何谓学生。他把学生归为三类：第一类，好奇者。遍访名师，目标性很弱。这样的学生永远无法成功，因为他们无法专注。第二类，研究者。虽已不错，真诚，但仅限于知识和智力上的追求。第三类，践行者。真诚而执着，其追求几臻纯粹，目标清晰。他们发愿获得内在深沉的经验，转化自己。在这个愿力下，全神贯注，全力以赴。这样的学生能够达至成功。

你是哪一类学生呢？

瑜伽的学习是一门需要将自己完全投入的学习，与其说它是一个技能的训练，不如说它更是一个生命体系的打造。这并非是一个一蹴而就的进修，而是一个持续的功课。一方面，它是一个非常完整、丰富的知识仓储，需要我们做一个常规意义上的学生：严谨体系化的学习，认真而努力的态度，以掌握瑜伽如何打造美丽、养护健康；另一方面，瑜伽是一个融汇义理与实践的修行，是一场生命的教育，所有的理论与实践都在帮助我们建立生命中的明德体系。它需要我们如一个“行者”：带着警醒和觉知的心，在学习、习练和教学中，“苟日新，日日新”，了达生命的成长。

走进瑜伽的学习，就注定进入了一条践行者和传播者的生命之路。传统瑜伽是这条路径的护航。瑜伽不再是单一的展现，而是一个全然的习练，身心被带入精微的调整。在这种调整下，躯体越来越健康，能量越来越平衡，心性越来越稳定。于己、于人、于天地之关系，了然于心。日常安住在当下，纷繁之前积极而决断，喜乐充满；传授者，则更在自身的生命状态中，准确且娴熟地服务大众，大爱慷慨，如空谷回音，在利他中成就自己。

“身安为富，心安为贵。”瑜伽，使所学之人身体健康，此谓身安；瑜伽，使所学之人平衡祥和，此谓心安。瑜伽，一个当之无愧的富贵之乡。

愿每一位学子放下所有杂虑，以第三类学生自勉，心思坚定而清晰，用神、心、身去学习！相信你会穿越环绕瑜伽的喧嚣，真正进入瑜伽，转化、升华你的生命。

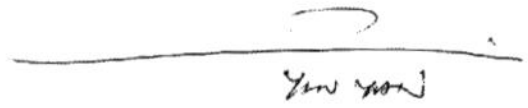

悠季瑜伽（中国）创办人、悠季瑜伽学院校长　尹岩

2019 年岁末

瑜伽是一个完整的生命修习体系

我很高兴悠季瑜伽学院教材能够得以出版，并以此将整体瑜伽理念带给更多与瑜伽结缘的人。

悠季瑜伽学院教学体系根植于瑜伽传承，一直非常重视让学生理解瑜伽各个方面的重要性，以及各个方面彼此是怎么紧密连接的。瑜伽学习需要遵循本源，瑜伽本源藏在瑜伽典籍中。瑜伽习练都是有的放矢，一旦不知道背后的原因及初衷，就不会了解习练的目标。目标不清晰，方向就可能偏离。瑜伽之路上，所有困难和疑惑都可以通过理论的学习和经典的研读得以解决。

现代人往往仅关注瑜伽中的某一项练习，古代先哲和大师以他们的智慧，在典籍中描述的瑜伽习练方式多元并彼此关联。清洁法和体式更多调整的是身体层面，也可以间接地调整到能量和头脑；呼吸控制法、契合法、收束法作用于调整能量的流动，让能量在受控的状态下补给到身体的各个部位，保持能量平衡，让身心良好地联结；冥想的练习直接作用于头脑层面，可以调整Citta的三个方面——“头脑”“智慧”“小我”，帮助头脑从消极负面转向积极正面，让智慧变得敏锐，让分析能力变得强大，让决策力变得更加有效，让小我得以消融！完整习练瑜伽的各个方面，才可获得瑜伽最大的益处：达到平静、祥和的状态。

愿本书可以为每一位读到本书的人或依照本书练习、教学的人，以及参加了悠季瑜伽学院学习的同学们，提供非常稳固的理论根基，培养对瑜伽全面且清晰的认知，帮助每一位学生对瑜伽实践及瑜伽哲学理论拥有全面完整的了解。

衷心期待瑜伽能够为你们带来生活的和谐、内心的平静；衷心希望每一个人不仅能成为一名真正的瑜伽习练者，而且能成为一名出色的瑜伽老师，向更多的朋友传授瑜伽，让更多的人享受瑜伽带来的喜悦；衷心祝愿大家在瑜伽之路上持续精进，成长为喜乐的瑜伽士，生命圆满。

AUM.

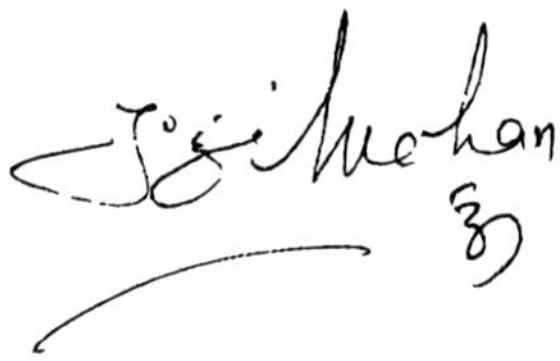

悠季瑜伽创办人 & 教学总监、悠季瑜伽学院校长　默瀚

2019 年 12 月

如何使用本书

以完整打造瑜伽整体学习DNA为设计宗旨，本书按照印度传统瑜伽教育体系编排，纳入了理论及实践的经典基础元素，以奠定瑜伽学习的必要根基。具体内容分为理论篇和实践篇。

本系列图书实践篇中收录了教学中基础级别常用的200多个体式、变体及自我习练，学习者可以按图索骥由浅入深地练习。请牢记，在瑜伽传承中，真正的瑜伽习练必须包含清洁法、呼吸控制法、冥想、唱诵等瑜伽的全面习练，因为它们彼此有着相互的对应，全面习练才可互相作用达到更佳效果。同时，瑜伽是一个渐进式的学习过程，只有在不断的自我认知基础上，身体才会出现力量和柔韧的高度配合。练习中请务必身心专注、呼吸自然，且不要超过身体的承受程度，若有不适，请及时中断，并寻找专业老师加以指点。

理论学习对于瑜伽习练非常重要，否则无法判断习练正确与否，无法深入理解习练。鉴于此，理论篇中精选《瑜伽经》《哈他之光》等瑜伽经典重要章节，更结合印度医学阿育吠陀以及现代瑜伽生理解剖学的部分内容，进行深入浅出的讲解，为学习者构建了瑜伽理论基础框架。对于经典的学习，圣哲帕坦伽利在《瑜伽经》中提及，经典的学习包括背诵、研读和反省步骤。在没有老师详细讲解的情况下，可以坚持通读和背诵。读者还可以寻找相关著作研读，或跟随专业老师具体学习。

本书还可以配合悠季瑜伽学院线下校区及悠季瑜伽云学院线上“250小时基础教师培训课程”学习。其教学采用与教材完全一致的设置，本书中的内容都会由老师在教学中给予更深入和充分的诠释。线上课程中的瑜伽哲学与经典更是由默瀚老师亲自诠释。

需要特别提醒的是，本书仅为学习之用，不能成为瑜伽师资培训课程的替代品。成长为一个专业的瑜伽老师需要大量的学习、习练及教学技巧的训练。你不仅需要学习所有的知识，还需要所有实践的正确体验。这些都需要经过合格的专业瑜伽培训老师指导检验，并通过考试获得国际认可的相关资格认证，才能成为一名瑜伽老师。

悠季瑜伽学院以其正宗、成熟的教学体系和实力强大的教学队伍著称，已有上万名瑜伽爱好者从这里走上瑜伽老师之路。同时，悠季瑜伽云学院同类课程也专门配置线下集训教程及考试中心，学习者可以同样获得针对性的培训及国际专业资格认证。

悠季瑜伽　　悠季瑜伽云学院

目 录

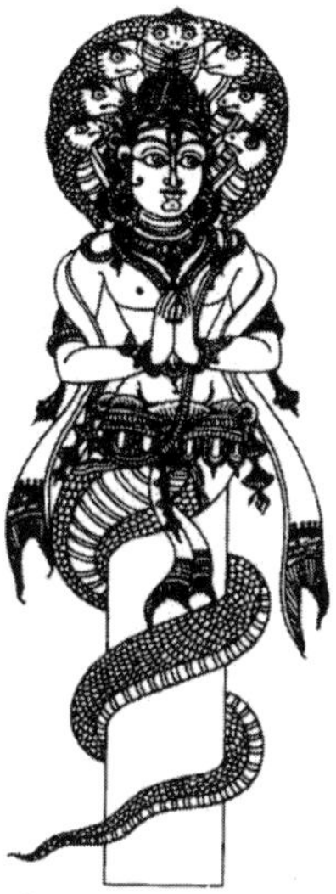

योगेन चित्तस्य पदेन वाचां ।
मलं शरीरस्य च वैद्यकेन ॥
योऽपाकरोत्तमं प्रवरं मुनीनां ।
पतञ्जलिं प्राञ्जलिरानतोऽस्मि ॥
ॐ शान्तिः शान्तिः शान्तिः

yogena cittasya padena vācāṃ |
malaṃ śarīrasya ca vaidyakena ||
yo'pākarot taṃ pravaraṃ munīnāṃ |
patañjaliṃ prāñjalirānato'smi ||
oṃ śāntiḥ śāntiḥ śāntiḥ

我双手合十向最尊贵的圣哲帕坦伽利敬礼，
他是著名的智者，
通过瑜伽纯洁我们的意识，
通过语法净化我们的语言，
通过阿育吠陀洁净我们的身体。
AUM，和平，和平，和平！

——帕坦伽利唱诵

第一章
瑜伽概述

瑜伽是起源于古印度的一系列古老的精神练习，通常被解释为个体灵魂与宇宙灵魂的结合，或个体意识与宇宙至高无上意识的结合。在本章中，你会了解到瑜伽的起源、发展以及瑜伽的主要流派；同时，你会对瑜伽有一个更为深刻的理解和认识，为未来的瑜伽学习打下良好的基础。

第一节 认识瑜伽

一、瑜伽的概念

“瑜伽”（Yoga）最早是从古印度梵文音译而来，“Yoga”一词源于梵文词根“yuj”（意为束缚、支配），与现代英语中“yoke”（束缚）一词和拉丁文中的“jugal，jugum”（轭脉、牛轭）是同源词，它们都源于原始印欧语系的词根——yeug，本意为“联结”“结合”“和谐”。

瑜伽（Yoga），通常被解释为“个体灵魂与宇宙灵魂的结合”或“个体意识与至高无上意识的结合”，即通过身体、精神和心灵的统一而实现个人与至高无上存在（至高无上的意识）的结合。

按照印度的传统，练习瑜伽的人被称为瑜伽修行者。梵文中称男性瑜伽修行者为“Yogi”，女性瑜伽修行者为“Yogini”。这些称谓实际上是指那些在通向瑜伽的道路上不断精进修行，取得很大进步的高级瑜伽修行者。

二、瑜伽的历史

瑜伽，起源于印度的一系列古老的精神练习。20 世纪后期的考古发掘及相关研究表明，具有瑜伽冥想修行者形象的出土文物始见于印度西北部河流流域文明，迄今大约有五千年以上的历史。

关于“瑜伽”最早的书面文字记载，始见于印度吠陀经典中编于公元前1500至公元前1200年的《梨俱吠陀》(*Rigveda*)，但据说在此之前，瑜伽口头传承的历史至少已有一千年。

梵文“吠陀”(Veda)的本义是“了知”“知识”“智慧”。吠陀经典是印度上古时期一系列经典文献的总集，被公认为是印度宗教、哲学、文学等文明的基石，历来被认为是印度教最古老的经典。一般认为，吠陀经典产生的年代可上溯到公元前1500年前，最晚的典籍约成书于公元前6世纪。

吠陀经典有广义与狭义之分。狭义上是指最古老的四部吠陀经集:《梨俱吠陀》(*Rigveda*)、《娑摩吠陀》(*Samaveda*)、《夜柔吠陀》(*Yajurveda*)、《阿闼婆吠陀》(*Atharvarveda*)。广义上是指四部经集及相关的经典文献，其相关文献主要包括散文体的《梵书》(*Brahmana*)、《森林书》(*Aranyaka*)、《奥义书》(*Upanishad*)等经典。

吠陀经典包含了人类最早的文明史迹和文学创作，为研究人类文明的进程提供了丰富的资料，在印度被尊为圣典，具有极其崇高的地位。

最早对瑜伽进行深入论述的是创作于公元前700至公元前300年的《奥义书》(*Upanishad*)，它是对吠陀经典进行阐发、总结的思辨性著作，所以，又被称为“吠檀多”(Vedanta)。

在《奥义书》中，用以安抚外部神灵的祭祀和典礼这些古老的行为被新的理念所取代，即人类可以通过内心牺牲与奉献，如道德修养、感情控制、心智训练等，达成与神性的和谐共存。《奥义书》被认为是印度哲学、特别是印度宗教哲学的基础与来源。在哲学方面，《奥义书》特别注意实在的性质，关于独一至高存在本体的概念逐渐形成，并以知识为求得与之融合为一的途径。

第二节　瑜伽的主要流派

瑜伽哲学由于其多样性的特点，使瑜伽分成四大主要流派：业瑜伽、奉爱瑜伽、智瑜伽、王瑜伽。

一、业瑜伽（Karma Yoga）

业瑜伽，梵文名称是“Karma Yoga”，梵文“karma”的意思是“行动”或“行为”，过去翻译成“业”。“业瑜伽”（Karma Yoga），也翻译为“行瑜伽”“服务瑜伽”。

“业瑜伽”是服务他人及神的瑜伽，通过“忘我”的行为来净化自己的心灵，忘记个人的得失，不计个人需求和欲，采取极为严格的苦行，自制自律，净心寡欲。业瑜伽修行者们总是努力忘我地工作，并将自己与行为的结果分离，将行为的结果奉献给自然的创造者，而从中逐渐认知自我，实现精神上的升华。这是完全无私的对人类的奉献。

业瑜伽的法则建立在因果律的基础之上，认为人的行为是生命的首要表现，如衣食起居、言谈举止等等；倡导将精力集中于内在，通过精神活动，引导自己的行为不断趋于完善。这样，个体就很容易摆脱世俗物欲的困扰和羁绊。

业瑜伽特别适合性格外向、活跃，而且愿意无私工作，甘于奉献的人们修习。

业瑜伽可以非常好地把瑜伽修习与日常生活融合在一起，可以在任何时间、任何地点进行习练，包括家里和办公室。

业瑜伽的修习者通常认为人最好的朋友和最大的敌人都是自身，这全由自己的行为所决定。只有完全地奉献，才能使自己的精神、情操、行为达到高尚境界。

二、奉爱瑜伽（Bhakti Yoga）

奉爱瑜伽，梵文名称是“Bhakti Yoga”，梵文“bhakti”是从词根“bhaj”而来，本意为“奉献”“热爱”“投入”。后来引申为“与神连接”“与神结合”的意思。

“奉爱瑜伽”被认为是最简捷、最方便的瑜伽之路。其将个人情感的能量引导向积极、神圣的方向，转化为对人类无条件的、无私的爱与贡献。奉爱瑜伽的修习，可以柔化人心，祛除内心的嫉妒、仇恨、色欲、愤怒、自我、骄傲和自大等情绪，更多地使人融入愉快、欣悦、至福、平和及智慧的状态中，以使所有的担忧、焦虑、不安、恐惧及其他精神的折磨、苦难烟消云散。

那些生性就情感丰富的人，适合选择这条瑜伽之路。奉爱瑜伽修行者的原动力主要来源于爱，并认为“神”或“自然的创造者”是爱的化身或人格化代表。控制住自己的情感是这条瑜伽之路的关键所在。

奉爱瑜伽修行者试图在生活中的每时每刻，从世间每个角落去发现和感悟自然和自然创造者的神奇与伟大，祈祷、礼拜、赞颂及唱诵经典文句等各种仪式是其修习的显著特点。

三、智瑜伽（Jnana Yoga）

智瑜伽，梵文名称是“Jnana Yoga”，梵文“jnana”的意思是“知识”或“智慧”。

“智瑜伽”认为，一般人所说的知识，可以通过直接或间接的途径获得，仅限于生命和物质的外在表现。智瑜伽所寻求的“知识”或“智慧”，要求瑜伽习练者向内探索，透过一切外在事物的表象，去体验和理解其内在本质。

那些对生活的态度饱含哲学思想或者拥有较高智慧者适合选择这条瑜伽之路。智瑜伽是通往智慧的瑜伽之路。

智瑜伽要求习练者有非凡的意志力和智慧，遵循吠檀多的哲学思想，通过研读古老的、被认为是“天启”的吠陀经典，理解和体悟书中经句的真正奥义，获得对生命真谛的领悟。但这并不是说那些心地不够纯洁的人，理解力不够敏锐的人就不可以契入这条途径。

智瑜伽被认为是最为艰难的瑜伽之路，因为它不仅需要修习者具有敏锐的头脑，更需要在修习这种瑜伽之前就能自觉地持守很多戒律，要有非常强的自控与自律能力作为修习的基础与保证。如果没有真正克服自己的私欲、达到忘我的状态，没有对至高无上存在的坚定信心，没有非凡的体力与意志力，想通过智瑜伽之路达到认知自我、实现与至高无上存在的结合，达到瑜伽的终极目标，只能是空想而已。

四、王瑜伽（Raja Yoga）

王瑜伽，梵文名称是“Raja Yoga”，梵文“raja”的字面意思是“王”或“王者”。“王瑜伽”（Raja Yoga）被认为是所有瑜伽分支之王，称为“王瑜伽”或“胜王瑜伽”。

圣哲帕坦伽利的《瑜伽经》(*Patanjali's Yoga Sutras*)被认为是王瑜伽最重要的一部经典著作。它主要是围绕控制身心并使之享受永恒平和的八个分支展开论述，这八个分支是：制戒、内制、体式、呼吸控制法、制感、总持、冥想、三摩地。

王瑜伽主要涉及“头脑”(citta)的“波动”(vrtti)与头脑波动的“控制”(nirodha)。按照印度传统的瑜伽哲学观念，头脑(citta)是命令、控制各种心理和生理活动的“统治者”或“主人”——王。

王瑜伽有别于其他瑜伽流派之处就是：通过各种外习练与内习练，不断提升与升华头脑(citta)，避免其沉溺于那些虚幻的境界，避免其专注于那些产生虚妄、虚假精神目标的练习。

王瑜伽体系作为“瑜伽之王”，是一条通往瑜伽终极目标的科学之路。其所有的次第和习练都是可以达到“三摩地”(samadhi，超意识状态)的工具或方法。它从洁净自身的“业”(karma)开始，最终达到“寂止”(nirvana)，达到“解脱”(moksha)的目标。

从历史的角度看，王瑜伽提供给了瑜伽习练者一系列综合的瑜伽练习和完美的、理想的哲学观念。

王瑜伽的目标就是要让“头脑的波动”或“意识的变化”受到“控制”、趋于“停止”或“寂止”，安住于其自然本原的状态。

与哈他瑜伽从“体式”(asana)习练开始不同，王瑜伽从对头脑(citta)习练开始，少数的瑜伽体式(主要是冥想的坐姿)和呼吸控制法只是为“冥想”(专注)做好充分准备的必要步骤和前提条件。

思考题：

1. 解释“瑜伽”一词的含义。
2. 简述瑜伽的起源及发展。
3. 简述瑜伽的主要流派。
4. 简述各主要瑜伽流派之间的相互关联。

第二章
帕坦伽利的《瑜伽经》

圣哲帕坦伽利编纂的《瑜伽经》，是瑜伽习练者的必读经典，它是一本关于王瑜伽体系修习的实践指南。在《瑜伽经》中，帕坦伽利对于瑜伽的阐释是：瑜伽是控制头脑的波动。在此基础上，本章将对克里亚瑜伽以及瑜伽的八分支进行系统的解读。这样可以使同学们更好地理解《瑜伽经》，更会促进大家对于瑜伽哲学的探究。

第一节　经典简介

《瑜伽经》（*Patanjali's Yoga Sutras*），也称为《瑜伽箴言》，是古代印度主要的经典之一，是印度六大哲学学派——瑜伽派——最重要的经典，它被认为是王瑜伽体系的根本与基础，也是一部关于王瑜伽体系修习的实践指南。

一、《瑜伽经》作者简介

圣哲帕坦伽利被认为是《瑜伽经》的作者。

按照印度的传说，古代一位女瑜伽修行者高尼卡（Gonika）祈祷上天赐给她一个儿子，以传承其瑜伽的事业。帕坦伽利（Patanjali）的梵文释义为：从天堂降落（pat）到她摊开的掌心（anjali），从而降生到人世间。因此，母亲给他取了这个名字。

圣哲帕坦伽利经常因为是《瑜伽经》的作者而被称为瑜伽的创始人。关于他的身世，人们知道得很少，实际上有关他的所有的传记都是有争议的。现在所知道的关于他的零星信息都来自印度的民间文学和传说。

据一些《瑜伽经》研究者的推测，圣哲帕坦伽利可能出生于公元前 6 世纪至公元前 2 世纪之间。从他的著作语言风格来看，最有可能是公元前 4 世纪至公元前 2 世纪之间。

《瑜伽经》作为一部对瑜伽哲学系统论述的重要典籍，建立在数论哲学和毗耶娑（印度史诗《摩诃婆罗多》作者）的印度经典的基础上，其标志着印度瑜伽哲学体系的形成。

《瑜伽经》提供了有关“阿斯汤嘎瑜伽”（Ashtanga Yoga，八部瑜伽）这一现代瑜伽流行术语的最早介绍。

阿斯汤嘎瑜伽（Ashtanga Yoga），从字面上可译为“瑜伽的八支”“八支分瑜伽”“八部瑜伽”等，其八个主要的步骤或支分为：制戒（yama）、内制（niyama）、体式（asana）、呼吸控制法（pranayama）、制感（pratyahara）、总持（dharana）、冥想（dhyana）、三摩地（samadhi）。

圣哲帕坦伽利的另外一部著作《大释》（*Mahabhasya*）是关于著名的帕尼尼（Panini，公元前 4 世纪印度语法学家）所编撰的《文法书》（*Ashatadhyayi*）一书的注解，是历史上最著名的三部梵文语法著作之一。

显然，圣哲帕坦伽利是印度古代的思想家之一，而不仅仅是《瑜伽经》的编撰者。他在《瑜伽经》中重新解释并阐明了瑜伽的理念与观点，澄清了一些矛盾。他的天赋给瑜伽哲学带来多方面的不同见解与观念，其中的某些观念可以追溯到古老的吠陀经典和《奥义书》，是对印度原始瑜伽哲学的继承与发展。

二、《瑜伽经》篇章简介

圣哲帕坦伽利著作《瑜伽经》，并不是为了供学者辩论或推断之用，而是为了说明瑜伽习练的具体步骤和实践方法，以不断提高习练者意识认知的水平，探索其潜在的心智，获得更深、更高的智慧，并最终超越精神。它以瑜伽实践为首要目标，而不是对入定、冥想的智力训练。

圣哲帕坦伽利向人们提供了多种控制“头脑波动”（citta vrtti）的方法和途径，主要有四种：长期不间断地习练和不执迷于物（不执着），对神性（上师）的臣服，克里亚瑜伽（Kriya Yoga）和阿斯汤嘎瑜伽（Ashtanga Yoga）。

《瑜伽经》由四个篇章组成，共包含196节格言（箴言），分章如下：

1. 三摩地篇（Samadhi Pada）（51节）

三摩地（samadhi，三昧），指瑜伽修行者全心专注于一处的一种至福、喜悦的状态。作者在此篇章中，首先阐述了瑜伽的定义与目标，然后指明了达到三摩地的各种途径及方法。这一章中包括了最著名的警句“瑜伽是控制头脑的波动”等。

2. 实践篇（Sadhana Pada）（55节）

梵文“sadhana”是“实践”“练习”的意思，过去译为“亲证”，是指自己亲身实践、亲身体验的瑜伽习练过程。作者在这一章中概括地介绍了两种瑜伽的形式：克里亚瑜伽（Kriya Yoga）和阿斯汤嘎瑜伽（Ashtanga Yoga）。

3. 成就篇（Vibhuti Pada）（56节）

梵文“vibhuti”的意思是“力量”或“表现”。该篇章描述了意识的高级状态以及实现这种状态的瑜伽方法和技巧。

4. 解脱篇（Kaivalya Pada）（34节）

梵文“kaivalya”字面的意义是“孤立”“独立”，但像大多数梵文词汇一样，人们总是使用它的引申义。梵文“kaivalya”的引申义就是：瑜伽修习者从“业”（karma）的轮回中“解脱”或“脱离”。从这个意义上讲，它是指瑜伽修习者达到“解放”“释放”“解脱”，可与“自由”一词相替换，这也正是瑜伽的终极目标。

第二节　三摩地篇

一、开篇·传承（Atha Yoganusasanam）

अथ योगानुशासनम्॥१॥

atha yogānuśāsanam (PYS I-1)

现在开始系统阐述瑜伽。

——《瑜伽经》第一章第1节

圣哲帕坦伽利在《瑜伽经》开篇的第一个词用的是梵文“atha”，它的意思是“现在”“当下”，表明他书中所提到的瑜伽内容和之前的某些典籍中的瑜伽内容是有关联的。

梵文“anusasanam”的意思是“叙述”“指导”“解释”。这里，圣哲帕坦伽利表明虽然他系统、完整地阐述瑜伽的习练，但是这些知识并不完全是新的，而是依据一些流传到他那个时代的古老知识系统整理出来的。

他在这里暗示我们，他并非如大众所广为认为的那样是瑜伽体系的创造者，而只是瑜伽知识体系的整理者。

二、瑜伽定义（Yogascittavrtti Nirodhah）

योगश्चित्तवृत्तिनिरोधः॥२॥

yogaścittavṛttinirodhaḥ (PYS I-2)

瑜伽是控制头脑的波动。

——《瑜伽经》第一章第2节

这部瑜伽经典从某种程度上将“瑜伽”定义为一种实践的方法或手段。至今，对于梵文“citta”一词还没有很确切的翻译，人们大概称它为“头脑”“意识”“心智”“心念”。

梵文“citta”是一个很广泛的术语，从字面上来看是指那些可以激励、启迪、感知的事物。从这个意义上说，在人类生命体中，所有能表明“意识”的概念都被包括在它的范畴之内。

按照传统的解释，“citta”可以分为三个层面：

① manas，头脑。

② buddhi，智慧。

③ ahamkara，小我。

头脑（citta）是一种从身体层面到心理层面的活跃心相，其中身体层面包括感觉器官的感知，心理层面包括潜意识、无意识以及超意识。因此，思想方面只是头脑（citta）范畴的一小部分。普通人比较熟悉的“思想”多是过去的思想，尤其是那部分活跃地影响着头脑的思想。当瑜伽修炼者进入“总持”“冥想”等层次时，通常在开始时头脑是没完全平静的，是有“思想”的，因此，至少是在瑜伽的开始阶段，头脑一词与思想一词是大致对等的。

这里波动（vrtti，改变、变化）指头脑（citta）波动或产生波动的状态。波动（vrtti 改变、变化）是“想法”一个接一个地不断出现，就像在不平静的水面上此起彼伏不断扩散的涟漪。因此，经常用水波来暗指频繁不断的思想波动，平静的、受控制的头脑状态经常用来比作平静的湖水或池水。

梵文“nirodhah”一词指“控制”“寂止”“完全停止”。在这里指使用反力来阻断一个进程或活动。

但至少在圣哲帕坦伽利的瑜伽体系中，头脑的波动与变化的终止并不是通过强制的方法或手段而实现的。

瑜伽修习者通过习练瑜伽的各种练习，头脑（citta）的波动（vrtti 改变、变化）的这种“寂止”（nirodhah）就会自然地产生，当头脑的波动完全停止时，修习者就可以重新构建自然本有的思维模式。

> तदा द्रष्टुः स्वरूपेऽवस्थानम्॥३॥
>
> tadā draṣṭuḥ svarūpe'vasthānam （PYS I-3）
>
> 于是，观者将安住在其真实本性之中。
>
> ——《瑜伽经》第一章第 3 节

梵文“drastuh”从词根“dras”（观察、目击、自性、自我）衍生，意思是“观察者”“真实的自我”。这个词意味着圣哲帕坦伽利没有明确地定义谁是观察者，或者什么是真实自我的本来状态。他把这个问题留给了瑜伽修习者，在瑜伽的进程中通过直接的体验和认知，找到答案。

梵文“avasthanam”从词根“stha”（安定、保持、休息、处于某种状态）衍生，意思是“安止于某种状态”“休息在某种状态”。

如果能真正让头脑的波动或变化停止，观察者（真实的自我）就会回归自己本初纯净的状态，或者说回归自己真实的本性。

通常，我们看不到自己真实的面目，这是因为本来纯净的状态被污染了，所能看到的只是被扭曲的心灵所反射或投射的影像。头脑的波动与变化，产生不断起伏的涟漪，让自己心灵之湖受到扰乱与污染。当头脑的波动与变化自然地停止、达到寂止的状态时，心灵之湖就会回复自然、纯净和宁静的本初状态，瑜伽修习者就能见到自己真实的面目了。

वृत्तिसारूप्यमितरत्र॥४॥

vṛttisārūpyamitaratra （PYS I-4）

其他的时候（不能安住在自己自然本性中），会完全认同头脑的波动或变化。

——《瑜伽经》第一章第 4 节

梵文“sarupyam”从词根“sa”（和、伴随、随着）和词根“rupa”（状况、状态）衍生，意思是“伴随某种状态”“认同某种自然状态”。

当我们观看电影或戏剧时，倾向于把自己与某些角色认同，跟随着情节体验到相应的情绪反应，如沮丧、快乐、恐惧、爱慕等等。虽然，我们知道演员只是在表演，但还是会随着他们的表演发生情绪的变化，忘记了自己只是个电影或戏剧的观众或旁观者。

同样，真实的自我，或者说心灵，也仅仅是头脑的波动（citta vrtti）的观察者，但是已经忘记了自己的真实本性。它认同头脑的波动（citta vrtti），而自己非常难以从中脱离出来。

三、头脑的波动（Citta Vrtti）

वृत्तयः पञ्चतय्यः क्लिष्टा अक्लिष्टाः॥५॥

vṛttayaḥ pañcatayyaḥ kliṣṭā akliṣṭāḥ （PYS I-5）

头脑的波动与变化有五种，有些是痛苦的（难以消除），有些不痛苦的（很容易消除）。

——《瑜伽经》第一章第 5 节

梵文“klista”从词根“klis”（烦恼因、烦恼根源）衍生，意思是“痛苦的”“不纯的”“杂染的”。

प्रमाणविपर्ययविकल्पनिद्रास्मृतयः॥६॥

pramāṇa viparyaya vikalpa nidrā smṛtayaḥ (PYS I-6)

头脑的波动或变化有五种类型：正确的认知、错误的认知、幻想或想象、睡眠、回忆或记忆。

——《瑜伽经》第一章第 6 节

1. 正确的认知（Pramana）

प्रत्यक्षानुमानागमाः प्रमाणानि॥७॥

pratyakṣānumānāgamāḥ pramāṇāni （PYS I-7）

正确的认知（知识）来源于直接感知、推论和可靠的佐证。

——《瑜伽经》第一章第 7 节

这里所指的认知必须是建立在事实或数据的基础上的。

认知的方式包括三种：

①直接感知（pratyaksa）——通过自身感官获得的直接认知。

②推论（anumana）——在以往知识基础上推论、推理、演绎得到的认知。

③佐证（agamah）——从专家、经典或可靠的（可以信任的）信息来源传递的、被认为真实可信的认知。

2. 错误的认知 (Viparyayah)

विपर्ययो मिथ्याज्ञानमतद्रूपप्रतिष्ठम्॥८॥

viparyayo mithyājñānamatadrūpapratiṣṭham （PYS I–8）

错误的认知建立在错误理解或错误认知的基础上，不符合事物的真实状态。

——《瑜伽经》第一章第 8 节

梵文“atadrupa”的意思是“不符合其真实的状态”“不符合其真实的本性”。“错误的认知”（viparyayah）与正确的认知相反，建立在虚假认识基础上或与事实不相符。

形成“错误的认知”的三种途径是：

① 直接感知被错误地解释，就像传统中将一根粗绳误认为是一条蛇的例子。这里的对象物体（一根粗绳）确实被人眼看到了，但因其在形状上与蛇有很多相似之处而被误认为是一条蛇。因此说，直接感知可能导致错误的理解或认知。

② 推论也可导致错误的结论，从而形成错误的认知。

③ 佐证也会带来错误的认知。即使佐证的来源被认为是可靠的，但也可能形成错误的认知。

3. 幻想（想象）（Vikalpah）

> शब्दज्ञानानुपाती वस्तुशून्यो विकल्पः॥९॥
>
> śabdajñānānupātī vastuśūnyo vikalpaḥ （PYS I-9）
>
> 幻想（想象）建立在仅有的字面知识或理解的基础之上，缺乏真实的对象存在。
>
> ——《瑜伽经》第一章第9节

例如，一位无生育能力的妇女生了一个儿子。这种表述在逻辑上是不通的。我们仔细思考一下，既然是没有生育能力的妇女，怎么可能生了一个儿子呢？但是，很多时候我们由于幻想或想象，在思想上或言语中会有类似这样的表述。

4. 睡眠（Nidra）

अभावप्रत्ययालम्बना वृत्तिर्निद्रा॥१०॥

abhāvapratyayālambanā vṛttirnidrā （PYS I–10）

建立在感觉完全缺失基础上的意识的波动就是睡眠。

——《瑜伽经》第一章第10节

梵文“Nidra”指的是一种睡眠状态，或者说“充分的、完全的睡眠状态”“深层的睡眠状态”。

睡眠也是一种头脑的状态。这种状态的特点是意识处于缺失或空白的状态。在这种状态下潜意识是存在的，隐藏或潜藏着对外部世界的认知。在这种状态下不存在意识的具体对象，或者说意识的内容是不存在的。头脑对于外部世界不看、不摸、不想、不听、不感觉，没有对客观实体的感觉或精神的体验。

在睡眠状态中，各种想法只是暂时显现出来，头脑和思想是分离的。不要以为睡眠中没有意识，如果完全没有意识，甚至不会觉得睡过觉。

无梦的睡眠状态类似于三摩地，它们都是对于外部客观对象的意识缺失。不同之处就是在睡眠之后，我们跟睡前是一样的，而在契入三摩地以后，个人的内在性质发生了转变或变化。

5. 记忆（回忆）（Smrti）

अनुभूतविषयासम्प्रमोषः स्मृतिः॥११॥

anubhūtaviṣayāsampramoṣaḥ smṛtiḥ （PYS I-11）

对客观对象的体验或感受没有完全遗忘（丧失）就是记忆。

——《瑜伽经》第一章第11节

梵文“asampramosah”的意思是“没有完全丧失”，梵文“smrti”的意思是“记忆”或“回忆”，在这里是指以前对于客观对象的感受或体验，以及印象还残存在意识之中，没有完全遗忘。

一般说来，记忆有两种：有意识的记忆和潜意识的记忆。

这种观点似乎是说头脑可能会把所有经历过的事情都保留很长时间。

对于瑜伽修习者来说，对过去所经历事物的体验或感受的记忆，可能会阻碍瑜伽冥想的道路或更高级的瑜伽习练。

四、不断地习练和不执迷于物（Abhyasa and Vairagya）

अभ्यासवैराग्याभ्यां तन्निरोधः॥१२॥

abhyāsavairāgyābhyāṁ tannirodhaḥ （PYS I-12）

头脑波动或转变的完全停止是通过不断地习练和不执迷来实现的。

——《瑜伽经》第一章第 12 节

1. 什么是习练（Abhyasa）

तत्र स्थितौ यत्नोऽभ्यासः॥१३॥

tatra sthitau yatno'bhyāsaḥ （PYS I-13）

努力达到某种特定状态（或阶段）的稳定就是习练。

——《瑜伽经》第一章第 13 节

习练（abhyasa），意味着选择与决定，努力实施，做那些可以带来某种稳定与宁静状态的行为。

坚持不懈、持续地进行练习就是习练。这种努力的本质就是重复某种状态或某种阶段，并使其保持稳定，因此，习练就是重复地练习某种技巧或瑜伽的某一阶段。在这里，作者并没有特别说明哪些阶段或技巧。因此，它适用于瑜伽所有阶段或技巧。

2. 如何打好习练的基础

स तु दीर्घकालनैरन्तर्यसत्कारासेवितो दृढभूमिः॥१४॥

sa tu dīrghakālanairantaryasatkārāsevito dṛḍhabhūmiḥ

（PYS I-14）

以敬畏心、投入的心态，经过一段长时间的、不间断的练习，便能打下坚实的基础。

——《瑜伽经》第一章第 14 节

当以敬畏心、投入的心态，经过一段长时间地、不间断地练习之后，瑜伽的习练就会真正建立起一个坚实的、稳固的基础。

这里的“一段长时间”（dirgha kala）是不具体的，可能是一年，也可能是数年，甚至也可以是一生。如果一个瑜伽修习者希望在很短的时间内就能快速达到尽善尽美，那么他只能以失望而告终。为了避免这样的结果，练习者应有充分的思想准备，只有进行持久的瑜伽习练，才能达到理想的阶段。

圣哲帕坦伽利指出了“持续”“不间断”（nairantarya）地进行习练的必要性。不间断，一般被理解为有规律性，这是非常必要的，不能有间隔或中断，但这在现实生活中是很难做到的。因此，我们应该从自身的实际出发，尽可能做到有规律地进行瑜伽的习练。

梵文“satkara”的意思是“尊重、敬畏、专心投入”。如果对于任何事物没有敬畏的心态，我们极容易放弃。因此，要心怀敬重，并以投入的状态去练习，这样瑜伽练习的基础才会非常坚实稳固。

《瑜伽经》提出的这三个要求，并不局限于瑜伽的习练，在任何的领域、做任何的工作都是必不可少的。

3. 不执着（Vairagyam，不执迷于物）

दृष्टानुश्रविकविषयवितृष्णस्य वशीकारसञ्ज्ञा वैराग्यम्॥१५॥

dṛṣṭānuśravikaviṣayavitṛṣṇasya vaśīkārasañjñā vairāgyam （PYS I-15）

不执着是对所有看到以及通过传闻听到的对象（客体）毫无欲望，称为完全地控制。

——《瑜伽经》第一章第 15 节

梵文“vairagyam”意味着“不依附”“没有欲望”。

“不执着”，也称为“不执迷于物”，就是对所见到的事物，以及通过其他人或者其他途径听到的事物，毫无渴望或欲望，保持着平等、中立与客观的态度。既没有被对象所吸引，也没有厌恶的感觉。换句话说，认知已经超越了对所有看到或者经过传闻听到的事物的渴望（欲望）。

不执着能让头脑的波动或变化趋于停止。瑜伽修习者控制住自己所有的感官，不从任何看到或听到的事物中获得快乐。但是即使瑜伽修习者控制住了所有的感官，对事物的执着、迷恋还有可能复苏。这是因为知觉是处于支配地位的，瑜伽练习者稍有松懈就会导致对满足感官的事物的迷恋悄然复苏，这在瑜伽习练的进程中是会经常发生的事情。

तत्परं पुरुषख्यातेर्गुणवैतृष्ण्यम्॥१६॥

tatparaṁ puruṣakhyāterguṇavaitṛṣṇyam　　（PYS I-16）

认知真实的自我（自性），对本性特质（Guna）完全没有欲求，称为终极的不执着。

——《瑜伽经》第一章第 16 节

梵文“purusha”的意思是“纯净的意识”“自性”“真实的自我”。

在瑜伽中，“真实的自我”（purusha，纯净的意识）被认为是意识最高级的显现。不执着超越了冥想，头脑的波动或变化自然停止，瑜伽修习者“我”的感觉消失，仍然保持的就是纯净的意识，也就是真实的自性。

只有在瑜伽习练者认识到自己的“自性”时，才能真正、完全地达到不执着的最高境界，这也就是瑜伽的最终目标。

五、实现瑜伽目标的条件

श्रद्धावीर्यस्मृतिसमाधिप्रज्ञापूर्वक इतरेषाम्॥२०॥

śraddhāvīryasmṛtisamādhiprajñāpūrvaka itareṣām

（PYS I-20）

对于普通人，通向内在的旅程可以在坚定的信念（信心）、强大的力量、永远牢记最终的目标和能够理解瑜伽进程（如，三摩地）的智慧帮助下实现。

——《瑜伽经》第一章第 20 节

这句经文所解释的是实现瑜伽目标的前提条件，其不仅仅对瑜伽，对于生活中实现其他方面的成功也是非常重要的。而要在瑜伽修习的道路上取得显著的、迅速的进步，这些前提条件更为重要。

梵文“sraddha”的意思是“坚定的信念”“坚定的信心”。显然，坚定的信念、坚定不移的信心，是取得瑜伽成功的最重要条件。如果一个人对自己所做的事情持有怀疑态度的话，就不可能把全部热情和精力投入到行动中，要想达到目标是不太可能的。

梵文“virya”的意思是“活力”“力量”“意志力”。想要取得瑜伽修习的成功，就需要付出相当的努力，所以，具有强大的力量、充沛的活力、坚强的意志对于克服瑜伽前进道路上出现的各种各样的困难与障碍是非常重要的。

梵文“smrti”的意思是“记忆”“正念”。在瑜伽之路上，取得一些进步本身可能会是造成瑜伽习练中断的原因。一个习练者在取得瞩目的成就后，很可能就忘记了自己的最终目标，而将精力转向世俗的收获。瑜伽习练者应该始终谨记瑜伽的最终目标，并为达到最终目标——“自明”“觉悟”而不断努力。

梵文“prajna”的意思是“智慧”“洞察力”。如果一个人没有足够的智慧和洞察力，就不能理解瑜伽的进程。没有智慧或洞察力，也不能真正地理解冥想，那就很难使自己真正地契入冥想中。

以上这四个必要的条件，看起来是一些内在的品质，但是虔诚的瑜伽习练者可以通过研读瑜伽的经典、聆听大师的讲座和与大师探讨，在大师的引导下发展和提升内在品性。

六、臣服神性（崇敬神明）（Isvara and Isvarapranidhana）

ईश्वरप्रणिधानाद्वा॥२३॥

īśvarapraṇidhānādvā （PYS I-23）

瑜伽的共同目标可以通过对神性（Isvara）完全的臣服而实现。

——《瑜伽经》第一章第23节

梵文“ishvara”的意思是“至高无上的意识”“至高无上的存在”。它不是物质，也不是精神，是一种纯粹的意识。一般将它翻译成“神”“神性”“神明”，但这里不是指一个具体的人，是指“真实的自我”（purusha）。

在印度传统文化中，有三种关于“神”或“神性”的观念。印度哲学家的观点，一是认为神与人没有什么差异，“真实的自我”（Atman，阿特曼）与“大梵”（Brahma）存在于一切事物中；二是一些人相信“神”就在人们的心中，不需要向外去寻求；三是绝大多数人的观点，相信神与人是二元的，是不相同的。

通过一种非凡的热忱、投入与奉献的过程，让自己回归自己的本源状态，三摩地就会自然来临。

正如大多数学者所相信的那样，帕坦伽利瑜伽体系是建立在数论哲学基础上的，但是帕坦伽利瑜伽还融合了一些数论哲学所不具备的原则。

圣哲帕坦伽利接受这些传统的成分是因为它们对瑜伽练习的进步起到了一定的促进作用。在任何宗教科学中都有“自明”的假定，那么，神性这一实体是否存在的问题也就变得无关紧要了。这样一来，瑜伽之路对任何一个相信有神性存在的人或者不相信有神性存在的人都是开放的。

तस्य वाचकः प्रणवः॥२७॥

tasya vācakaḥ praṇavaḥ （PYS I-27）

至高无上的意识，表现在声音和文字上，就是本源的声音“OM”（pranavah）。

——《瑜伽经》第一章第 27 节

梵文“pranavah”意思就是“OM”，或“OM”的曼特拉。它与生命的能量“prana”联结在一起。生命的能量是一切活动的基础，是客观存在的，不论是否能看得到它或者感受到它的存在。

“OM”在外部世界和个体的内在振动，是所有的声音的根源。世界上所有的声音都源于它，是它的不同显现与变化。

公元前六七世纪的《曼都卡奥义书》（*Mandukya Upanishad*）是印度古代吠陀哲学典籍《奥义书》（*Upanishad*）中最精深的一部典籍，它的另外一个名字是《唵声奥义书》。《曼都卡奥义书》对“唵”（OM或AUM）的奥义解释说：“声音A—U—M（音为阿a，呜u，姆m）和字母A、U、M分别代表清醒、做梦和深睡三种状态，而这三种状态就是三个声音和三个字母。但是第四种是潜藏而不可知的状态，只有在寂静中方能了悟。”

तज्जपस्तदर्थभावनम्॥२८॥

tajjapastadarthabhāvanam （PYS I-28）

（pranavah）应该持续反复地持诵（japah）它，并深思其奥义。

——《瑜伽经》第一章第28节

在印度瑜伽的习练中，反复地念诵（japah）或重复地念诵，是非常有力的一个技巧，也是最简单、最单纯、最适合现代人的瑜伽习练技巧。

反复地念诵、唱诵“OM”或其他曼达拉（mantra），不需要在特殊的地点，也不需要特别的时间，都可以进行习练。

“OM”的声音，不在身外的什么地方，而是一直就在自己的内心，在心中最神圣的地方。反复地念诵、不断地念诵它，自己的心灵就会与至高无上的意识联结，真正达到融合与合一的境界。

ततः प्रत्यक्चेतनाधिगमोऽप्यन्तरायाभावश्च॥२९॥

tataḥ pratyakcetanādhigamo'pyantarāyābhāvaśca

（PYS I-29）

长期练习 OM 的唱诵，认知回归本源（认知真实的自我），能消除瑜伽练习中所有的障碍。

——《瑜伽经》第一章第 29 节

《曼都卡奥义书》中说：“唵，无声之声，是意识不为吾人所知的部分，它非一般之心灵和感官所能思议。它截断了一切现象，甚至连喜悦也休止了。这是一个与二元对立的状态——唯一不二。这个称之为第四种状态，同时也是真正宇宙的大我。了悟这个状态，即将自身扩展至宇宙意识。”

反复地念诵“OM”，会与宇宙、自然和谐共振。习练者将会获得回归自然的本源状态，消除瑜伽修习道路上所有已经出现的和隐蔽的障碍，不断地拓展自己的认知领域，最终超越所有的限制，真正获得解脱与自由。

第三节　实践篇及成就篇

一、克里亚瑜伽（Kriya Yoga）

1. 克里亚瑜伽的定义

根据圣哲帕坦伽利对克里亚瑜伽（Kriya Yoga）的定义，其主要内容包括三个部分：

तपःस्वाध्यायेश्वरप्रणिधानानि क्रियायोगः॥१॥

tapaḥsvādhyāyeśvarapraṇidhānāni kriyāyogaḥ

（PYS II-1）

瑜伽的习练包括对身体加以自律（苦行）、学习经典和臣服于神性。

——《瑜伽经》第二章第1节

梵文“kriya”的意思是“行为”“行动”，这是瑜伽习练的必要准备，是通向“阿斯汤嘎瑜伽”（Ashtanga Yoga，八支分瑜伽）的重要途径。因此，这三个组成部分也包含在阿斯汤嘎瑜伽的“内制”（niyama）的内容中。

圣哲帕坦伽利还把克里亚瑜伽描述为克服“干扰源”（klesa，障碍、阻碍）和契入开悟境界的方法。

（1）自律（tapa）

梵文“tapa”的主要意思是“热”“燃烧”。因此，自律就是通过对身体的行为加以必要的约束，减少不必要的消耗，把精力用来帮助我们真正地净化自己的身体、思想和心灵。

我们的身体总是自然地趋向奢华舒适和感官的享受。如果放任自己，沉溺于这些感官的享受，就会被感官的享受所牵引，被感官享受所驱使，成为感官享受的奴隶。我们每个人或多或少都有这样的体验或经历，如果一味地追逐感官的享受，迟早会有痛苦的结果出现。

“自律”就是在我们的感官趋向奢华舒适的外部事物时，用自己的觉知对其加以必要的控制或限制。据说呼吸控制法（pranayama）是最高的自律，因此，瑜伽习练者更适合选择呼吸控制法作为对身体自律的一种常规练习。

对身体的自律有很多方式。静默，也是一种自律。舍弃生活中没有必要的行为，把自己的精力消耗降低至最小程度，这会有助于内心认知的不断提升，从而保持一种平衡和稳定的状态，使自己的思想不受各种干扰源的干扰，最终实现连续的、不间断的内在的认知。

（2）研读（svadhyaya）

梵文“svadhyaya”的意思是“研读”“学习”，主要指学习传统典籍和其他能提升内在精神的书籍。

在印度瑜伽的传统中，研习经典被认为是一个不可缺少的重要实践内容。在经典的启迪与帮助下，瑜伽修习者真正理解“我是谁”，开始试图深层次了解“自我”与“自性”，这些在经典中都有记载。这些传承千百年的经典有助于瑜伽修习者获得知识，开启自己内在的智慧。

学习经典一般有三个步骤：阅读或背诵，深入学习，不断反思。

起初，背诵经典是非常重要的过程。各种经典的经句被认为是瑜伽学习中不可或缺的内容。接下来，需要深入学习背诵的内容，理解经句所蕴含的知识、深意及相关的内容。但是，这样也只能是学习到一些知识，并不能给人以智慧。只有通过持之以恒的不断思考，努力把认知转换成自身的实践，才能真正获得智慧，才可能弄清楚隐藏在经典文字背后的奥义。这也就是所谓的不断学习与反省。

出于实践的目的，“OM”（AUM）唱诵被认为是最有助于精神提升的内容。

（3）臣服于神性（Isvarapranidhana）

在克里亚瑜伽中，对神性（内在智慧）的臣服表现为一种奉献，将自己行为的结果无私地奉献，目的是为了消除自己的自私与自大，让自己更加谦卑，增进自我内在意识与神性（内在智慧）的合一。

对于内在精神修持者来说，每天进行规定的仪式（作为必要的训练）与有规律的练习是很有必要的。

根据《瑜伽经》的评论者维亚萨所做的注解，完全臣服于神性就是要不求任何结果地工作。

无独有偶，《薄伽梵歌》认为，我们有义务心怀崇敬地工作，不求任何的结果。但是，我们必须牢记，用身体和头脑进行的每一项工作都会通过作用力和反作用力的定律带来一定的结果。如果我们不接受或不受其影响，那么就可以免受它的束缚。无论我们是否担忧行为的结果，它们都会按照自然的规律降临。如果我们寻求结果或担心结果，那么我们就会变得开心或不开心，充满希望或失望。每当我们期待一件事情时，就种下了一颗失望的种子。

自律、研读和臣服于神性都应该真诚、自觉地遵行，希望能使自己内在的精神层面真正得到提升。随着每天有规律地练习这三方面的内容，会逐渐创造出一个良好的心灵环境，为瑜伽修习打下内在坚实的基础。

克里亚瑜伽的修习，能为减少烦恼和契入三摩地创造洁净的内心状态，能为瑜伽习练者进入阿斯汤嘎瑜伽打下坚实的、稳定的基础。只有当烦恼被切断时，瑜伽的修习才能获得真正的进步。如果烦恼被冲淡，戒律的遵守就会变得更容易些。这也是圣哲帕坦伽利以克里亚瑜伽作为《瑜伽经》实践篇开篇的用意所在。

2. 克里亚瑜伽的实践意义

从上述内容可以看出，克里亚瑜伽是实践篇（Sadhana Pada）的重要习练方式。克里亚瑜伽不仅仅是理论层面的知识，在瑜伽的实践中也非常实用。

克里亚瑜伽的练习过程，就是瑜伽习练者身体层面、思想层面和心灵层面不断洁净和净化的过程。

按照印度传统的观点，最严谨的“苦修”（tapa）是呼吸控制法的练习。不仅瑜伽哲学有这样的观点，《吠陀经》中也认为呼吸控制法是最大的苦修。“研读”（svadhyaya）包括自我研读和研读优秀的书籍。无私的工作则属于“臣服于神性或神明”（Isvara Pranidhana）。

仔细研读圣哲帕坦伽利的《瑜伽经》，我们会发现他深受印度经典《薄伽梵歌》的影响。《薄伽梵歌》的主要内容就是关于智瑜伽、业瑜伽和奉爱瑜伽。圣哲帕坦伽利将《薄伽梵歌》中的三种瑜伽以克里亚瑜伽的形式表述了出来。

圣哲帕坦伽利说，要习练自我的觉醒就要从“自我研读”即“自省”开始。

人类有三种能力：欲望、知识和行动。这三种能力彼此关联、相互依存。《吠陀经》中说：“知识是欲望的根源，行为是欲望的结果。”

圣哲帕坦伽利非常明智地将《薄伽梵歌》和《吠陀经》中的理念融入自己的瑜伽哲学体系中；同样的内容还放在了阿斯汤嘎瑜伽（八支分瑜伽）的“内制”中。

在这三种能力中，有些人欲望很强烈，有些人知识很丰富，而有些人则更喜欢行动。但是，为了个体性格的全面发展，我们应该尽可能均衡地发展这三种能力。克里亚瑜伽就囊括了这三点，可以让人更充分、更全面地发展与提升自我。

二、阿斯汤嘎瑜伽（Ashtanga Yoga，八支分法瑜伽）

योगाङ्गानुष्ठानादशुद्धिक्षये ज्ञानदीप्तिराविवेकख्यातेः॥२८॥

yogāṅgānuṣṭhānādaśuddhikṣaye jñānadīptirāvive-kakhyāteḥ （PYS II-28）

通过对瑜伽分支（步骤）的经常、反复习练，不纯洁（杂染）会减少并逐渐消除，显现证悟或明辨智慧的光明。

——《瑜伽经》第二章第 28 节

练习瑜伽的八支或瑜伽的八个步骤是为了培养和提升专注的能力，作为阐明“明辨智慧”（viveka khyateh）的工具或方式。明辨智慧意味着“证悟”或“解脱”。

明辨（viveka），意味着使用敏锐的专注力去分离观察者与所观察的事物，断除“业”（karma）及相关的事物，超越错误的认知或“无明”（avidya）。

无明（avidya），污染了本来的纯净，让我们沉溺于各种痛苦，失去了快乐，执着于虚假的自我，忘失了真实的自我。通过明辨（Viveka），可以让修习者回归内在的智慧或解脱的状态。

1. 阿斯汤嘎瑜伽（Ashtanga Yoga）的定义

यमनियमासनप्राणायामप्रत्याहारधारणाध्यानसमाधयोऽष्टावङ्गानि॥२९॥

yamaniyamāsanaprāṇāyāmapratyāhāradhāraṇādhyānasa mādhayo'ṣṭāvaṅgāni （PYS II-29）

制戒、内制、体式、呼吸控制法、制感、总持、冥想（静虑）、三摩地（三昧），是瑜伽的八支。

——《瑜伽经》第二章第 29 节

圣哲帕坦伽利将阿斯汤嘎瑜伽（Ashtanga Yoga）体系分成八个部分，称为八支分、八支，但后人通常称其为八个步骤或八个阶段。这就很容易给人们一种印象，认为八支分有严格的顺序关系，必须先完成前一个分支的修习才能够进行下一个分支的修习。

其实，圣哲帕坦伽利只是认为某些瑜伽的练习要按顺序进行。他指出，呼吸控制法（pranayama）需要有体式（asana）作为习练的前提，他还明确了总持（dharana，专注）、冥想（dhyana，入定、静虑）、三摩地（samadhi，三昧）的顺序。

但这并不是说内制（niyama）的修习必须在掌握了制戒（yama）之后才能开始。

这也就意味着一个追求真理的人，可以根据他自身所处的环境，在某种程度上同时开始练习阿斯汤嘎瑜伽体系的八个支分。

2. 制戒（yama）

制戒（yama）和内制（niyama）通常被称为“瑜伽的十大戒律”。其中的内容都是阿斯汤嘎瑜伽（Ashtanga Yoga）的重要支柱。

制戒是指瑜伽修习者行为方面应该遵守的规则。

> अहिंसासत्यास्तेयब्रह्मचर्यापरिग्रहा यमाः॥३०॥
> ahiṁsāsatyāsteyabrahmacaryāparigrahā yamāḥ
>
> （PYS II-30）
>
> 制戒（yama）包括非暴力或者不伤害（ahimsa），诚实（satya），不偷窃（asteya），不纵欲（brahmacarya），不贪婪（aparigraha）。
>
> ——《瑜伽经》第二章第30节

这些需要遵守的行为准则或规则可以使人产生相对平和的心态，这也是瑜伽练习的前提和必要条件，要避免违反其中任何一项戒律。因为违反这些戒律会对头脑产生相反的作用，从而导致修习者心态的混乱。对戒律的遵守应从身体、言语和心灵三个层面进行。

（1）非暴力（ahimsa，不伤害）

从瑜伽的观点来看，引起伤害的途径有三种：行为的、语言的、思想的。

即使没有真的对他人造成人身伤害，但只要有伤害别人的意图或想法，就是在思想、精神层面违反了制戒中非暴力原则。言语层面也是如此，言语伤害也会给他人带来精神上的痛苦，因此，也是一种暴力行为。

（2）不说谎（satya，诚实、正直）

只说我们真正知道是事实的事情。这些事情大部分是通过我们自己的亲身经历或通过与可靠来源接触后得到的信息。瑜伽修习者不应该歪曲事实，或者试图创造一个虚拟的假象。

（3）不偷窃（asteya）

不偷窃，并不仅仅指物质上偷取其他人的财物，还包括精神上的偷窃，即想要窃取他人拥有的意图或想法。最常见的例子就是写作的人或演讲者剽窃他人观点的做法。

（4）不纵欲（brahmacarya）

通常指节制性欲，独身生活等，但其基本的、广泛的意义是指有益于达到最高精神目标的行为方式。因此，它应该被理解为是精神进步和最终自我实现的生活原则。在这种严格的生活中，适当地抑制性行为，控制自身的性能量显然是非常重要的。性欲是生物活动中非常强大的力量，如果不加以节制，失去了必要的控制，就会成为影响瑜伽习练的重大障碍。因此，人们应该明智地从身体、言语和精神三个层次来适度控制自己的性欲。

（5）不贪婪（aparigraha）

制戒（Yama）中的这一条戒律，是希望瑜伽习练者不要接受超出维持当前正常生活和基本责任的东西。然而，在现实生活中完全、严格地实行这条戒律几乎是不可能的。但是瑜伽习练者还是应当把自己的需求降到最低，以摆脱对外界及物质的迷恋与依赖。

3. 内制（niyamas）

制戒（yama）和内制（niyama）都是对瑜伽习练者自身行为的规则或规范。二者唯一的区别是：制戒是为了改进外在的行为，而内制是为了改善内心的环境。内制是指瑜伽习练者应该自制和克己自律。

शौचसन्तोषतपःस्वाध्यायेश्वरप्रणिधानानि नियमाः॥३२॥

Śaucasantoṣatapaḥsvādhyāyeśvarapraṇidhānāni niyamāḥ

（PYS II-32）

内制（niyama）是洁净（sauca）、满足（santosa）、苦行（tapah）、内省（svadhyaya）、臣服于神性（isvara pranidhana）。

——《瑜伽经》第二章第 32 节

内制（niyama）是指每天规律地进行的实际行为，因此内制的戒律要求人们做的都是一些需要身体力行的实践方法。

（1）纯净（sauca）

纯净（sauca），就是身体与思想、心灵的洁净。首先必须是身体的清洁，保持外在的洁净，因为身体层面的洁净对我们的心理层面有着积极的影响。

饮食是影响身体层面的重要物质因素，因此，我们必须尽量食用自然的、新鲜的、清洁的食物，能使自己的精神处在悦性状态的食物。

同样，也应该控制我们的精神食物，在阅读、交谈、听广播、看电视、娱乐等方面都应该保持一定的警觉，让我们的思想和心灵避免受到世俗陋习的污染，保持身心洁净的状态。

（2）满足（santosa）

满足（santosa），首先是一种精神态度。圣哲帕坦伽利把它包括在内制中是为了强调，只在表面上表现出满足是远远不够的。瑜伽修习者应该在生活中控制自己的行为，在实际行为中表现出真实的满足。很多人都声称他们非常满足，对世间的万物不再有欲求。但在现实生活中的行为表明，他们仍然追逐着各种物质的享受，追逐着世俗的利益。真正的瑜伽修习者应摒弃这样内心不满足的心态。

（3）苦行（tapa）

苦行（tapa），指对身体及感官的控制与训练。在印度，瑜伽传统的修持中，对身体及感官控制的要求非常多，修习的方式也非常多，静默、禁食、呼吸控制法只是其中的一小部分。因此，瑜伽修习者可从不同的修习方式中选择一些适合自己的方式进行练习，逐渐培养和训练对自己身体和感官的控制能力。

（4）内省（svadhyaya）

内省（svadhyaya），也有译为“研读”“学习经典”，主要指自我学习经典或其他论述心灵生活的书籍，也指念诵“曼达拉”（Mantra）、吟诵颂歌。对神圣经典的学习有助于在瑜伽道路上不断取得进步，提升自己的精神层面。

（5）臣服于神性（isvara pranidhana）

在这里，神性（ishvara）的理念一般认为是指“至高无上的意识”，不是个别的灵魂，而是“至高无上的灵魂”或“至高无上的存在”。

这里所说的臣服于神性（ishvara pranidhana），是一种心态，而不是外在的行为，主要是指身体顺从于内在的神性。

遵行和持守戒律，就是要求瑜伽修习者能够自制和自律。从身体方面控制个人的行为是次要的，首要的是在精神方面控制自己的思想。不只是从表面的外在形式上，应该更注重内在，在内心真正控制自己，从而使自己的心态趋于真正的平和。

因此，我们应该正确地理解和认知制戒和内制的各项内容，它们都是调控个人行为和精神态度的必要准则。对于制戒而言，对心理的影响是最重要的；对内制而言，身体行为是最重要的。

4. 体式（asanas）

（1）体式的定义

स्थिरसुखमासनम्॥४६॥

Sthirasukhamāsanam （PYS II-46）

体式（体位法）是指稳定、舒适的姿势。

——《瑜伽经》第二章第 46 节

在帕坦伽利的瑜伽体系中，体式（asana）是指任何一种让人感觉到“舒适”（sukham）且“稳定”（sthira）的“身体姿势”（asanam）。他指出了冥想坐姿两个最重要的特征。

从字面上来看，梵文体式（asana）就是“坐”，甚至像垫子、木制平台等用来坐的物品也可称为体式。但是用来睡觉的物品不能叫体式。由这一点可以知道，体式中所指的“姿势”只包括“坐姿”。

圣哲帕坦伽利在经文中并没有明确指出体式是坐姿还是其他姿势。《奥义书》中明确要求，保持冥想坐姿时，脊柱要保持笔直，但也不要过分拉紧。

圣哲帕坦伽利没有指明保持姿势的时间，但这一点很容易知道，因为在接下来的阿斯汤嘎瑜伽的四个步骤——制感（pratyahara）、总持（dharana，专注）、冥想（dhyana，入定、静虑）、三摩地（samadhi，三昧）中都需要保持坐姿。只有当一种姿势使人们感到舒服时，才有可能长时间保持下去。

我们应该谨记：圣哲帕坦伽利所讲的体式与哈他瑜伽（Hatha

Yoga）的体式（asanas）的内涵一致，但外延上是不一样的。如果人们习练哈他瑜伽体式时，按照圣哲帕坦伽利的体式理念进行习练，那么，哈他瑜伽体式的益处将会得到增加。

毫无疑问，哈他瑜伽的体式对冥想是非常有用的。根据圣哲帕坦伽利的描述，任何身体直立的坐姿，可以保持在长时间舒适的状态，没有主动的身体移动，适用于较长时间的冥想练习。

如果一个人不能盘坐（蹲坐）在地上或做不到莲花坐，但可以连续几个小时舒服地坐在椅子上，双腿悬垂，双脚放松放在脚蹬上，那么这种姿势对于这个人来说就是体式。

体式主要的要求如下：

①必须是坐姿；

②后背和颈部要保持正直，但不要过度拉紧或僵硬；

③全身彻底放松，这样身体就不会感到疼痛、有压力或不适；

④这种姿势应该保持较长一段时间，并且尽可能不要移动。

哈他瑜伽是相对独立于帕坦伽利的阿斯汤嘎瑜伽体系的，是阿斯汤嘎瑜伽的基础和准备。瑜伽修习者可以将哈他瑜伽的体式、呼吸控制法和契合法配合帕坦伽利的阿斯汤嘎瑜伽体系修习。哈他瑜伽的习练技巧也有助于促进追求瑜伽真谛的修习者的进步。

圣哲帕坦伽利还提到体式的其他两个要求。这两种情况可由习练者自身来感觉和评判。

（2）体式练习的要点

प्रयत्नशैथिल्यानन्तसमापत्तिभ्याम्॥४७॥

prayatnaśaithilyānantasamāpattibhyām （PYS II-47）

体式（体位法）的练习应该尽量地放松，融心智于无限。

——《瑜伽经》第二章第 47 节

过分地“努力”（prayatna，用力），会引起我们身心的“紧张”，让我们“心神不宁”“坐立不安”。我们要放弃这种努力，不与身体抗争，也就是要达到身体和心灵都真正地放松的状态。

“融入”（samapatti，认同）“无限”（ananta），也就是“融心智于无限”。对这一点的实践指导是要在头脑中感知自然、宇宙的无限，并尝试在思想上与它们融合、合一。这种在头脑中把自己想象为无限事物的一部分的方法，可以使瑜伽修习者放弃对自我的执着，完全忘记身体的存在，甚至暂时使精神脱离肉体。当然，这要求瑜伽修习者进行相当长时间的严谨的练习。这就是“融心智于无限”的真正含义和技巧。即使是在哈他瑜伽体式的练习中也应该牢记这些原则。这是瑜伽实践中非常有用的心理——精神技巧。

（3）体式练习的结果

ततो द्वन्द्वानभिघातः॥४८॥

tato dvandvānabhighātaḥ （PYS II-48）

通过体式的练习，达到不受各种矛盾冲突困扰的状态。

——《瑜伽经》第二章第 48 节

通过体式练习，达到完全熟练掌握的程度，就能摆脱矛盾对立及冲突而产生的各种痛苦和困扰。

保持冥想的体式处于舒适和稳定的状态，瑜伽修习者就不会被好与坏、冷与热、赞扬与非难等矛盾对立及冲突影响。即使有各种不安因素的打扰或面临意外的境况，瑜伽修习者都能保持中立，身体和精神也都能够保持在完全放松的状态，超然于物外。

5. 呼吸控制法（pranayama）

（1）呼吸控制法的定义

तस्मिन्सति श्वासप्रश्वासयोर्गतिविच्छेदः प्राणायामः॥४९॥
tasminsati śvāsapraśvāsayorgativicchedaḥ prāṇāyāmaḥ

（PYS II-49）

在体式熟练掌握后，吸气和（或）呼气之间的停顿就是呼吸控制法（pranayama）。

——《瑜伽经》第二章第 49 节

वाह्याभ्यन्तरस्तम्भवृत्तिः देशकालसङ्ख्याभिः परिदृष्टो दीर्घसूक्ष्मः॥५०॥
vāhyābhyantarastambhavṛttirdeśakālasaṅkhyābhiḥ paridṛṣṭo dīrghasūkṣmaḥ

（PYS II-50）

呼吸控制法分为外屏息、内屏息、内外屏息，（呼吸控制法的练习）通过位置、时间、数量来衡量和调整，以此（呼吸被）延长（同时变得）精微。

——《瑜伽经》第二章第 50 节

圣哲帕坦伽利在这里叙述的呼吸控制法（pranayama），明确指出了就是指“呼气”（prasvasayoh）和“吸气”（svasa）之间的“停顿”“停止”（vichedah），也就是我们经常说的“屏息”（kumbhaka）。

梵文“pranayama”的意思是“呼吸的扩展”“呼吸能力的增加”。这不是指深呼吸，而是指通过呼吸的调整和控制，使得呼吸变得深长且精微。

科学已经证明，在呼气和吸气的过程中，存在着经常被忽视的停顿（停止），而这些经常被忽视的停顿（停止），应当更加重视，通过练习不断地得以延长、扩展。这里的方法就是无论在吸气还是呼气之后，气息都被有意地停顿（停止），这种停顿（停止），也就是我们经常说的屏息（kumbhaka），可以是吸气以后，也可以是呼气以后，甚至可以在一个呼吸循环之后。

（2）第四种控制呼吸的形式

वाह्याभ्यन्तरविषयाक्षेपी चतुर्थः॥५१॥

vāhyābhyantaraviṣayākṣepī caturthaḥ （PYS II-51）

第四种呼吸控制法形式，是与吸气和呼气的形式无关的自然的停顿。

——《瑜伽经》第二章第 51 节

呼吸控制的第四种形式或方式，与第三种呼吸控制法的形式是不同的，其不同之处在于，这一过程是自然而然发生的。在第三种方式中，人们有意在呼气或吸气之后停顿（kumbhaka，屏息）；第四种方式是，当瑜伽修习者在深度冥想状态，头脑的波动趋于完全停止时，呼吸自然产生的一种停顿，梵文称为“Kevala Kumbhaka”。

如果在唱诵、冥想时自然发生了呼吸的停顿，这是一种好的现象。在瑜伽修习非常专注、达到入定的状态时，修习者的呼吸甚至会停止，但却不会发生危险。这是因为在这种自然的状态中，瑜伽修习者自身能量消耗降到了最低，不需要通过呼吸来补充身体的能量。

（3）呼吸控制法的结果

ततः क्षीयते प्रकाशावरणम्॥५२॥

tataḥ kṣīyate prakāśāvaraṇam （PYS II-52）

由此（呼吸控制法），内在光明的遮蔽消散。

——《瑜伽经》第二章第 52 节

通过长期有规律的呼吸控制法的习练，遮蔽瑜伽修习者“内在光明”（prakasa）的遮蔽物就会自然地消散。我们可以通过一个被灰尘污染的灯泡的类推来理解这一点。灯泡本来是光明的，如果灯泡表面外来的污垢或烟尘被擦拭掉，灯泡本来的光明就会显现出来，灯泡恢复到明净、明亮的状态。内在光明，也就是“内在真实的自我”本来是纯净的、无染的，只是被各种头脑的波动或变化所影响，被“无明”（avidya，错误的认知）所垢染和遮蔽。瑜伽修习者在经过长时间、有规律的呼吸控制之后，这些外来的垢染和遮蔽就会自然消除，无垢的、纯净的、本觉的“自性光明”就会开始显现。

धारणासु च योग्यता मनसः॥५३॥

dhāraṇāsu ca yogyatā manasaḥ （PYS II-53）

心灵就适合进行专注（总持）的练习了。

——《瑜伽经》第二章第 53 节

呼吸控制，让呼吸变得更加“深长缓慢”（dirgha）和“精微”（suksmah），这会提高瑜伽修习者思想集中、专注的能力，从思想上有条件、有能力进行冥想过程的第一阶段——总持（dharana）的练习了，因为遮掩在“内在智慧光明”上的面纱被揭去了。

6. 制感（pratyahara）

（1）制感的概念

स्वविषयासम्प्रयोगे चित्तस्य स्वरूपानुकार इवेन्द्रियाणां प्रत्याहारः॥५४॥
svaviṣayāsamprayoge cittasya svarūpānukāra ivendriyāṇāṁ pratyāhāraḥ （PYS II-54）

制感是控制感官的模仿，并使感官脱离其自然关注的事物，收摄回内心的状态。

——《瑜伽经》第二章第54节

制感（pratyahara）就是对“感官”（indriyanam）加以“控制”（asamprayoge）。梵文“asamprayoge”有“控制”“收摄”“内敛”的意思。

经过体式（asana）和呼吸控制法（pranayama）的习练，瑜伽修习者的身体和思想得到初步的控制。但当思想要平静下来时，感官对修习者的影响反而变得明显了。当瑜伽修习者的思想活动减少、安静时，感官就会变得更加敏锐、敏感，所以，必须对它们加以必要的控制。

在印度圣典《薄伽梵歌》里，代表个体自我的阿朱那（Arjuna），在即将爆发的一场战争（代表着感官的战争）的战场（就是这个世界）上，被动乱的生活所困惑了。但当代表着至高无上的意识的神——奎师那（Krishna）化身为他战车的驾驭者时，阿朱那（Arjuna），也就是个体的自我，变得非常安宁，代表着感官（眼、耳、鼻、舌、身）的双轮战车的白马被“至高无上的驾驭者”所持的缰绳所控制，成为驯服的工具。

当瑜伽修习者开始进行制感的习练时，感官就好像失去了与外界接触的能力，无法感知和欣赏事物，而这些事物正是感官最自然的目标或感官想要体验、经历的范围。这也是接下来冥想步骤的必要前提，即总持（dharana，专注）、冥想（dhyana，入定、静虑）、三摩地（Samadhi，三昧）的必要前提。

圣哲帕坦伽利没有提到如何实现控制感官，因为它是阿斯汤嘎瑜伽前四个步骤（分支）练习的自然结果，尤其是呼吸控制法的自然结果。

（2）制感的结果

ततः परमा वश्यतेन्द्रियाणाम्॥५५॥

tataḥ paramā vaśyatendriyāṇām （PYS II-55）

制感的结果是完全地调伏（控制）感官。

——《瑜伽经》第二章第 55 节

通过对制感（pratyahara，感官内敛、感官内摄）的不断习练，最终可以达到对感官的完全掌控。瑜伽修习者成为感官的主人，感官变成被驯服的车马，能够把瑜伽修习者带到任何想去的处所。如果瑜伽修习者为感官所牵引，可能会有暂时的快乐，但快乐的背后潜藏着不快乐，甚至是痛苦。

当一个人完全专心于一种行为时，看不见眼前发生的事情，也听不到其他人都能听到的声音，并且否认看到或听到这些事物，这是一种很常见的体验或经历。从这普通的体验或经历中可以明白，在控制感官的最初阶段，有意识地收敛感官对于瑜伽修习是很有帮助的。

7. 阿斯汤嘎瑜伽（Ashtanga Yoga）的内习练（Antaranga Yoga）

阿斯汤嘎瑜伽体系的最后三个分支包括了冥想的不同阶段，总持（dharana，专注）——冥想（dhyana，入定、静虑）——三摩地

（samadhi，三昧）三个连续不断的重要过程。这在冥想和三摩地经文中的第一个词很清楚地表现出来，同时也表明三者中的前一个是后一个的支撑。

（1）总持

देशबन्धश्चित्तस्य धारणा॥१॥
deśabandhaścittasya dhāraṇā （PYS III-1）
总持，就是把头脑集中于一处。
——《瑜伽经》第三章第1节

总持（dharana），也称为“专注”，被定义为“头脑的集中和固定”，也就是把头脑（citta）约束在一件事情或一个地方。在专注中训练自己的心性，是冥想的开始步骤。注意力集中（bandhah）是冥想的初始，冥想是注意力集中的最高表现，两者是密不可分的。

冥想所选择的对象应该是瑜伽修习者喜欢或深深挚爱的事物。当瑜伽修习者选好这个对象后，在冥想第一阶段要以通常的方法来思考这个对象。瑜伽修习者首先会专心致志，然后不久思想就会飘移，离开这一对象，可能想到其他的事物。“心猿意马”这个词语能反映出头脑的特性。当头脑散乱时，思想飘离冥想对象时，就把它们收回来，这就是对它们的训练与驯服。经过一段长时间习练之后，头脑就变得柔顺了，也就是说被驯服或调伏了。瑜伽修习者就能把思想集中、专注，固定在所冥想的对象上，暂时不受外界各种事物的干扰，只有达到这种状态才可称作总持（dharana）。

（2）冥想

तत्र प्रत्ययैकतानता ध्यानम्॥२॥

tatra pratyayaikatānatā dhyānam （PYS III-2）

冥想（静虑）是认知连续不断地流向所专注的事物。

——《瑜伽经》第三章第 2 节

冥想是指在总持过程中，瑜伽修习者与所专注的对象（事物）稳定地进行交流及沟通，对选中的对象进行连续不断地知觉和认知。

当瑜伽修习者超越了时间的长与短，空间的内与外，忘却了自己身体的存在，便可以说进入了冥想的状态。

从总持到冥想的转变过程是非常漫长的，而且认知冥想对象的变动范围也会越来越小，最终能够持续、稳定地达到一点。但是，值得注意的是，冥想不是沉思或深度思考，而是对所选取对象的精确体验或认知。

（3）三摩地

तदेवार्थमात्रनिर्भासं स्वरूपशून्यमिव समाधिः॥३॥

tadevārthamātranirbhāsaṁ svarūpaśūnyamiva samādhiḥ （PYS III-3）

当冥想对象（事物）原始的形式消退，只有其纯净本质得以显现，冥想就进入了三摩地。

——《瑜伽经》第三章第 3 节

当修习冥想达到最高的境界，或契入三摩地（Samadhi，三昧，超意识的范畴）时，就能超越冥想对象的原始形式，清晰地觉知潜藏在冥想对象背后的纯净本质。可以说，三摩地超越了语言，超越了文字，超越了知觉，是瑜伽修习者直接的认知。

没有人可以有意识地习练三摩地。瑜伽修习者人为的努力，只能达到冥想的状态。这时，瑜伽修习者知道自己正在进行冥想。

冥想的状态下，存在着冥想者、冥想对象及冥想这件事情，但如果真正契入三摩地时，没有了冥想者，没有冥想的对象，也没有所谓冥想的事情存在。

三摩地是超越意识的，任何的言语、文字及概念都难以表述。到此，圣哲帕坦伽利所阐述的阿斯汤嘎瑜伽体系的全部步骤完成，瑜伽的最终目标或终极目标也就达到了。

思考题：

1. 简述《瑜伽经》中对“瑜伽”的定义。
2. 什么是“citta”？它是如何起作用的？
3. 解释头脑的波动。
4. 什么是习练？如何打好习练的基础？
5. 什么是不执迷于物？
6. 实现瑜伽目标的条件是什么？
7. 什么是“OM”？为什么要不断地唱诵它？
8. 简述什么是克里亚瑜伽（Kriya Yoga）和其实践意义。
9. 解释什么是阿斯汤嘎瑜伽（Ashtanga Yoga）。
10. 简述制戒的内容及重要性。
11. 简述内制的内容及重要性。
12. 简述体式的定义、练习要点和结果。
13. 简述呼吸控制法的定义及结果。

14. 简述冥想的定义。

15. 简述制感的定义与结果。

16. 解释什么是阿斯汤嘎瑜伽（Ashtanga Yoga）的内习练。

第三章
《哈他之光》

哈他瑜伽是通过习练来调整体内阳性能量与阴性能量，建立起体内环境的全面和谐，从而为实现王瑜伽的终极目标做好准备。在本章中，你将会了解到如何才能获得哈他瑜伽习练的成功，以及对部分体式、呼吸控制法、清洁法以及收束法和契合法的经典诠释。

第一节　哈他瑜伽综述

一、哈他瑜伽及相关典籍介绍

传统的印度瑜伽是以印度典籍《奥义书》和《吠陀经》为基础的。完整的瑜伽哲学是由圣哲帕坦伽利在《瑜伽经》中进行的系统阐述。继注重于精神与心理层面的阿斯汤嘎瑜伽（Ashtanga Yoga）体系确立后，随着历史发展，逐渐又形成了通过身体层面锻炼达到精神与心理层面提升的哈他瑜伽（Hatha Yoga）流派。传统的哈他瑜伽是整体的瑜伽之路，它包括身体锻炼、精神训练和冥想。

哈他（Hatha）由两个词根组成，“哈”（ha）意为“太阳”，也指人身体内的“太阳脉”（pingala）；“他”（tha）意为“月亮”，“他”（tha）也指人身体内的“月亮脉”（ida）。

哈（ha）与他（tha）象征相对的能量：热和冷、火和水、雄和雌、阳和阴、正和负等。哈他（Hatha），译为“充满力量的”，意味着强有力的身体训练是用来净化身体的。因此，哈他瑜伽（Hatha Yoga）指结合身体内的阳性能量和阴性能量，使身体达到净化与平衡的同时，激发体内潜藏的强大生命能量。

哈他瑜伽是通过各种瑜伽技能的习练，积极影响、调节、控制体内两种相对的生命能量，建立起身体、思想和心理等全面的和谐、平衡与统一，从而为冥想（Raja Yoga，王瑜伽）做好充分、必要的准备，以达到最终的证悟与解脱。

哈他瑜伽最重要的典籍是公元15世纪印度瑜伽大师斯瓦特玛拉玛（Yogi Svatmarama）所著的《哈他之光》（*Hatha Pradipika*）。这是按照其所接受的传承，结合他自身瑜伽修持的经历与体验，以梵文写成的典籍。这本典籍被认为是哈他瑜伽最重要的综合教科书。

《哈他之光》的主要内容包括体式法、清洁法、呼吸控制法、收束法、契合法、经脉、气轮、神圣力量（昆达里尼）等。

哈他瑜伽主要的典籍还有：《格雷达本集》（*Gheranda Samhita*）、《高拉克萨本集》（*Goraksasatakam*）、《瓦斯斯塔本集》（*Vasistha Samhita*）和《希瓦本集》（*Shiva Samhita*）。

《哈他之光》和《格雷达本集》被公认为最具权威性的哈他瑜伽经典。数百年来，印度哈他瑜伽的习练者遵循着这些圣哲们所传承的典籍，遵循着瑜伽成就者们的口传身教，在自身的瑜伽习练中不断地实践与探索，终于使哈他瑜伽发展成为被人们广为接受和喜爱的瑜伽习练方式。

二、哈他瑜伽近代的发展

近百年来，印度本土对传统哈他瑜伽的发展产生重大影响的人物主要有斯瓦米·悉瓦南达（Swami Sivananda，1887–1963年）、斯瓦米·库瓦拉亚南达（Swami Kuvalayananda，1883–1966年）、斯瑞·克里斯纳玛查雅（Sri Krishnamacharya，1888–1989年）等人。

斯瑞斯瓦米·悉瓦南达（Sri Swami Sivananda，1887–1963年），早年在瑞诗凯诗建立了神圣社团及静修中心，他众多杰出的学生为瑜伽教育及推广做出了不可磨灭的贡献。其中斯瓦米维斯努·德瓦南达（Swami Vishnu–Devananda，1927–1993年），是国际希瓦南达瑜伽吠檀多中心的创始人；斯瓦米·萨他雅南达（Swami Satyananda，1923–2009 年），是印度著名的比哈瑜伽学院的创始人；斯瓦米·萨他其达南达（Swami Satchidananda），是整体瑜伽的创始人。

斯瓦米·库瓦拉亚南达（Swami Kuvalayananda，1883–1966 年），是瑜伽科学研究的先驱和倡导者，他是对瑜伽进行科学阐释的第一人。他领导并参与将卓越的科学研究与客观实验结果相结合，印证了印度古老的瑜伽体系将会非常有助于人类社会精神和物质的复苏。为了实现这一历史使命，1924 年，他建立了卡瓦拉亚达瀚慕瑜伽学院（Kaivalyadham Yoga Institute）。在他的生命旅程中，一直致力于瑜伽的科学化探索与研究，致力于瑜伽教育事业。

斯瑞·克里斯纳玛查雅（Sri Krishnamacharya）为现代印度哈他瑜伽的教学与推广普及做出了卓越的贡献，并培养出多位杰出的哈他瑜伽大师，其中著名的有 B.K.S. 艾扬格（Iyengar）大师，帕塔比·乔伊斯（K. Pattabhi Jois）大师，以及他的儿子 T.K.V. 德斯卡查尔（Desikachar）大师。

如今，哈他瑜伽及其衍生出的各种现代哈他瑜伽流派风靡全球，越来越为现代人所接受与喜爱。究其主要原因，就是哈他瑜伽的体式练习可以随时随地进行，非常契合现代生活中缺乏必要运动的人们的需求，而且体式的习练具有无限的魅力。

三、《哈他之光》（*Hatha Pradipika*）简述

《哈他之光》是关于哈他瑜伽的梵文经典，作者是圣哲斯瓦特玛拉玛（Yogi Svatmarama），据说是斯瓦米·高拉克那特（Swami Gorakhnatha）的弟子。这部瑜伽经典被认为是现存最古老的关于哈他瑜伽的文献，编撰

时间大概在15世纪，目前有众多的英文译本。

《哈他之光》一书中描述了哈他瑜伽体系的四个步骤。这四个步骤是：体式（asana）、呼吸控制法（kumbhaka）、收束法和契合法（mudra & bandha）、纳达斯（nadas）。

《哈他之光》侧重于阐述哈他瑜伽实践练习的效果。其中着重介绍精选的十五种瑜伽体式，介绍了它们对身体层面的调理效果以及对精神层面的裨益；准确地描述了清洁法和八种呼吸控制的方法；还详细地论述了十种收束法和契合法；对最后的次第和步骤——“聆听体内音振”（nadanusandhana）更有着重要的解析，这是一种契入三摩地（Samadhi）的方法和途径。

《哈他之光》不仅论述了哈他瑜伽的四个步骤，还阐述了其中一些重要的概念，比如，用屏息（kumbhaka）代替了呼吸控制（pranayama）。对于呼吸控制法的定义，更加强调呼吸中屏息（kumbhaka）的重要性。颠倒式契合法（viparitakarani mudra）可以看成是哈他瑜伽的总持（感官收敛）习练，作者认为保存习练者体内生命的能量（甘露）不被消耗，要比“感官收敛”更为重要。

四、《哈他之光》的重要性

《哈他之光》被后世众多的哈他瑜伽研究学者和习练者认为是举足轻重的瑜伽经典。它的重要性主要体现在以下四个方面：

①书中提到哈他瑜伽的习练目的是为了王瑜伽做准备。如果不能到达王瑜伽的话，那么所有这些技能的习练都没有意义。

②书中详细论述了八种呼吸控制法。作者明确指出，只通过习练呼吸控制法就可以使整个身体的经脉洁净。另外指出，并不是所有人都

需要习练清洁法，只有那些体内杂质和毒素过多的人，才需要习练清洁法。

③ 书中没有过多涉及宗教的教义，因此，使得哈他瑜伽可以被更多喜爱瑜伽的人们所接受和认同。

④《哈他之光》承认制戒和内制作为哈他瑜伽习练前提条件的价值，而且将非暴力包含在内制中，将控制饮食包含在制戒中。

第二节　体式（Asanas）

一、阻碍瑜伽习练的因素

अत्याहारः प्रयासश्च प्रजल्पो नियमग्रहः।
जनसङ्गश्च लौल्यं च षड्भिर्योगो विनश्यति॥१५॥
atyāhāraḥ prayāsaśca prajalpo niyamagrahaḥ|
janasaṅgaśca laulyaṁ ca ṣaḍbhiryogo vinaśyati||

（HP I-15）

过度饮食，过度操劳，言谈过多，过于严格的苦行，社交频繁，思想浮躁，会使瑜伽的习练没有收获。

——《哈他之光》第一章第 15 节

哈他瑜伽的习练是平衡习练者体内两种生命能量的过程。两种生命能量的平衡将会带来精神层面和身体层面的和谐与协调，从而开启中脉（susumna），唤醒和激发生命的潜能（kundalini）。

当体内两种生命能量不均衡、精神层面和身体层面的功能不协调时，生理和心理节律出现紊乱，必然导致各种紊乱与疾病的产生。

当过度摄入饮食时，消化、吸收、排泄过程要耗费大量的生命能量，使身体变得懒惰，思想变得迟钝。如果一个人长期过度饮食，杂质与毒素就会积聚在体内，需要耗费更多的精力与时间去排除这些毒素，消除这些毒素引起的各种障碍与疾病。

过度的体力劳动和过度的脑力劳动都会加重身体各个系统的负荷，引起生命能量更为严重的不平衡与紊乱，耗费所储存的生命能量。

言谈过多不仅会过度消耗瑜伽习练者的体力，还会浪费掉本应该用于瑜伽习练的宝贵时间。

过于严苛的苦行，对于尚未做好准备的瑜伽习练者来说，只会增加其身体和心理的负担，增加不必要的紧张与压力。另外，墨守成规、固守戒律，会使习练者的思想变得狭隘，而瑜伽的习练会不断扩展自己的认知，让自己的思想更加开放、更加自由，并不是要过度限制和束缚它。

同那些德行不好、思想意识不好或私欲较强的人频繁交往，不可避免地会受到他们负面情绪和负面能量的影响，使自己的思想产生不必要的波动。

思想浮躁或者说思想不稳定，意味着身体新陈代谢的不平衡。表现在身体层面上，难以在一段时间内保持一种稳定的姿势，这种状况下，瑜伽的习练是难以正常进行的。

当生理、心理等层面存在不平衡或紊乱时，生命能量会散失；如果生命能量在经脉内正常运行时，身体所有的系统趋于稳定和平衡，生理和心理的稳定性自然会得到提升。

作为哈他瑜伽的习练者，要尝试着培养自己摒弃一切无益活动的习惯，避免时间与精神的浪费，把自己的思想和行为集中在哈他瑜伽的练习中。

二、成就瑜伽习练的因素

उत्साहात्साहसाद्धैर्यात्तत्त्वज्ञानाच्च निश्चयात्।
जनसङ्गपरित्यागात्षड्भिर्योगः प्रसिद्ध्यति॥१६॥
utsāhāt sāhasāddhairyāttattvajñānācca niścayāt|
janasaṅgaparityāgāt ṣaḍbhiryogaḥ prasiddhyati||

（HP I-16）

瑜伽的成功依赖于以下六点：热诚、勇气、坚持（耐心）、辨别力（正确理解）、决心、超然离群（避免干扰修炼的伙伴）。

——《哈他之光》第一章第 16 节

热诚，可以说是一种积极的心态，这对瑜伽习练的成功非常重要。每天都应该像第一天刚开始瑜伽习练时一样，精神振奋，精力充沛。

勇气，就是要在瑜伽的习练中真实地面对一切，面对外在的和内在的苦难。真实地面对自己，勇于剖析自己，不回避自己的缺失与不足，并积极弥补这些缺失与不足，从而使自己不断趋于完善，不断提升。

瑜伽的修习是漫长的过程，成功不可能一蹴而就。习练者要下定决心，不管在练习中有没有进步的征兆，都应该坚持不懈地努力练习。由于个体存在着的差异，每个人瑜伽习练的进程各不相同，与别人进行攀比是毫无意义的。

辨别力也是瑜伽成功的重要因素。习练者所做的任何事情，生活中的方方面面，饮食、衣着、交际等等，应该从是否有助于瑜伽习练的角度进行抉择。

超然离群，避开干扰修炼的伙伴，并不是认为自己比别人高尚，别人比自己低劣，而是因为自己的能量不足，不能抵御外来的干扰与影响。在瑜伽习练者生理和心理等方面的抵抗力得到提升之前，最好远离频繁的社交活动，远离消极和负面的影响。

三、《哈他之光》中的体式选讲

就像很多学者一样，作者首先阐述了体式的作用来吸引习练者。他说：

> हठस्य प्रथमाङ्गत्वादासनं पूर्वमुच्यते।
> कुर्यात्तदासनं स्थैर्यमारोग्यं चाङ्गलाघवम्॥१७॥
> haṭhasya prathamāṅgatvādāsanaṁ pūrvamucyate|
> kuryāttadāsanaṁ sthairyamārogyaṁ cāṅgalāghavam||
>
> （HP I-17）
>
> 体式（asana）作为哈他瑜伽的第一部分，应该首先进行练习。它会带来精神和身体的稳定（安定）、健康和轻盈（轻松愉悦）。
>
> ——《哈他之光》第一章第 17 节

作者首次非常清晰地阐释了体式的功效，因此吸引了无数的习练者。根据哈他瑜伽的观点，没有体式，就没有瑜伽。如果掌握了体式，就意味着身体协调平衡，能进行更高阶段的练习。

> वसिष्ठाद्यैश्च मुनिभिर्मत्स्येन्द्राद्यैश्च योगिभिः।
> अङ्गीकृतान्यासनानि कथ्यन्ते कानिचिन्मया॥१८॥

vasiṣṭhādyaiśca munibhirmatsyendrādyaiśca yogibhiḥ|
aṅgīkṛtānyāsanāni kathyante kānicinmayā||

（HP I-18）

这里介绍的这些体式（asanas）是圣哲瓦斯斯塔（Vasistha）和瑜伽成就者（Yogis）玛慈因达拉（Matsyendra）等先哲们选取修习的。

——《哈他之光》第一章第 18 节

印度瑜伽的经典指出，瑜伽的体式有 840 万种，分别代表着不同类别的生物。最重要的体式有 84 个，斯瓦特玛拉玛详细地介绍了其中 15 个体式，并说明这 15 个体式是他从古代哈他瑜伽上师们那里传承获得的，并不是他自己的发明创造。这显示了哈他瑜伽体系的严谨性与系统性。

斯瓦特玛拉玛在《哈他之光》中列举的 15 个体式有：

吉祥坐（Svastikasana）、牛面式（Gomukhasana）、

英雄坐（或英雄式）（Virasana）、龟式（Kurmasana）、

雄鸡式（Kukkutasana）、立龟式（Uttanakurmasana）、

弓式（Dhanurasana）、鱼王式（Matsyendrasana）、

背部伸展式（Pascimatanasana）、孔雀式（Mayurasana）、

挺尸式（Savasana）、至善坐（Siddhasana）、

莲花坐（或莲花式）（Padmasana）、狮子式（Simhasana）、

君主式（Bhadrasana）。

《格雷达本集》（*Gheranda Samhita*）认为，有多少个物种就有多少个体式。希瓦（湿婆）神一共提到 840 万种体式，在这 840 万当中，有 84 个很重要，而这 84 个当中的 32 个已经足够人们习练了。这 32 个体式是：

至善坐（Siddhasana）、莲花坐（Padmasana）、君主式（Bhadrasana）、

锁腿式（Muktasana）、雷电坐（Vajrasana）、吉祥坐（Svastikasana）、

狮子式（Simhasana）、牛面式（Gomukhasana）、英雄坐（Virasana）、弓式（Dhanurasana）、挺尸式（Savasana）、隐士式（Gupatasana）、鱼式（Matsyasana）、鱼王式（Matsyendrasana）、高拉克萨式（Gorakshasana）、背部伸展式（Paschimottanasana）、幻椅式（Utkatasana）、鹰式（Samkatasana）、孔雀式（Mayurasana）、雄鸡式（Kukkutasana）、龟式（Kurmasana）、立龟式（Uttanakurmasana）、立蛙式（Uttanamandukasana）、树式（Vriksasana）、蛙式（Mandukasana）、雄鹰式（Garudasana）、牛式（Vrsasana）、蝗虫式（Salabhasana）、鳄鱼式（Makarasana）、骆驼式（Ustrasana）、眼镜蛇式（Bhujangasana）、瑜伽式（Yogasana）。

下面，我们选择《哈他之光》所介绍的一些体式进行学习。

1. 吉祥坐（Svastikasana）

जानूर्वोरन्तरे सम्यक्कृत्वा पादतले उभे।
ऋजुकायः समासीनः स्वस्तिकं तत्प्रचक्षते॥१९॥
jānūrvorantare samyakkṛtvā pādatale ubhe|
rjukāyaḥ samāsīnaḥ svastikaṁ tatpracakṣate||

（HP I-19）

躯干直立，舒适（均衡）地坐在平地上，两脚脚底（两脚）安放在两大腿和膝盖之间（对侧）。这个体式被称为吉祥坐（Svastika Asana）。

——《哈他之光》第一章第 19 节

2. 牛面式（Gomukhasana）

सव्ये दक्षिणगुल्फं तु पृष्ठपार्श्वे नियोजयेत्।
दक्षिणेऽपि तथा सव्यं गोमुखं गोमुखाकृतिः॥२०॥
savye dakṣiṇagulphaṁ tu pṛṣṭhapārśve niyojayet|
dakṣiṇe'pi tathā savyaṁ gomukhaṁ gomukhākṛtiḥ||

（HP I-20）

把右脚踝放在左臀的旁边，相似地，把左脚踝放在右臀的旁边，因此而模仿牛头的形状。这就是牛面式（Gomukhasana）。

——《哈他之光》第一章第 20 节

3. 英雄坐（Virasana）

एकं पादं तथैकस्मिन्वन्यसेदूरुणि स्थिरम्।
इतरस्मिंस्तथा चोरुं वीरासनमितीरितम्॥२१॥
ekaṁ pādaṁ tathaikasminvanyasedūruṇi sthiram|
tarasmiṁstathā coruṁ vīrāsanamitīritam|| （HP I-21）

一只脚放在对侧大腿上，同样，在对侧脚上放这一侧的大腿。这称为英雄坐（Virasana）。

——《哈他之光》第一章第 21 节

4. 弓式（Dhanurasana）

पादाङ्गुष्ठौ तु पाणिभ्यां गृहीत्वा श्रवणावधि।
धनुराकर्षणं कुर्याद्धनुरासनमुच्यते॥२५॥
pādāṅguṣṭhau tu pāṇibhyāṁ gṛhītvā śravaṇāvadhi|
dhanurākarṣaṇaṁ kuryāt dhanurāsanamucyate||

（HP I-25）

两手依次抓握两脚脚趾，将（脚趾）从背后向上提升，牵拉到（相应）耳朵的位置，身体因而像一张拉展开的弓。这被称为弓式（Dhanurasana）。

——《哈他之光》第一章第 25 节

5. 鱼王式（Matsyendrasana，扭转体式）

वामोरुमूलार्पितदक्षपादं जानोर्बहिर्वेष्टितवामपादम्।
प्रगृह्य तिष्ठेत्परिवर्तिताङ्गः श्रीमत्स्यनाथोदितमासनं स्यात्॥२६॥

Vāmorumūlārpitadakṣapādaṁ jānorbahirveṣṭitav-
āmapādam|
Pragṛhya tiṣṭhetparivartitāṅgaḥ śrīmatsyanāthodi-
tamāsanaṁ syāt||（HP I-26）

将右脚放在左大腿的根部，左腿围绕（右）膝盖，双手交叉抓握两脚，扭转身体，保持体式。这个体式是圣哲玛慈因达拉（Matsyendra）教示的。

——《哈他之光》第一章第 26 节

मत्स्येन्द्रपीठं जठरप्रदीप्तिं प्रचण्डरुग्मण्डलखण्डनास्त्रम्।
अभ्यासतः कुण्डलिनीप्रबोधं चन्द्रस्थिरत्वं च ददाति पुंसाम्॥२७॥

matsyendrapīṭhaṁ jaṭharapradīptiṁ pracaṇḍarugmaṇḍa
lakhaṇḍanāstram|
abhyāsataḥ kuṇḍalinīprabodhaṁ candrasthiratvaṁ ca
dadāti puṁsām||(HP I-27)

鱼王式的练习，可激发胃部的消化火力，是消除多种致命疾病的武器。给予那些练习这个体式的人们唤醒潜藏的生命力（kundalini）和稳定月亮（candra）的赠礼。

——《哈他之光》第一章第 27 节

注释：

按照印度传统的观点，“月亮”（candra）位于上颚的根部，不断地分泌着甘露，它会被位于肚脐处的“太阳”（surya）汲取和吸收。这个体式的练习可以停止“月亮”分泌的甘露流向“太阳”。

6. 背部伸展式（Pascimatanasana）

प्रसार्य पादौ भुवि दण्डरूपौ दोर्भ्यां पदाग्रद्वितयं गृहीत्वा।
जानूपरिन्यस्तललाटदेशो वसेदिदं पश्चिमतानमाहुः॥२८॥
prasārya pādau bhuvi daṇḍarūpau dorbhyāṁ
padāgradvitayaṁ gṛhītvā|
jānūparinyastalalāṭadeśo vasedidaṁ
paścimatānamāhuḥ|| （HP I-28）

两腿在地上伸直，双手抓住两脚大脚趾，保持这个姿势，前额放在膝部。这个体式叫作背部伸展式（Pascimatanasana）。

——《哈他之光》第一章第 28 节

另外一个英译本对梵文的译解如下：

两腿在地面伸直，像一根棍子，身体前弯，两手抓握两脚脚趾，前额置于膝部。这被称为背部伸展式（Pascimatanasana）。

——《哈他之光》第一章第 28 节

इति पश्चिमतानमासनाग्र्यं पवनं पश्चिमवाहिनम् करोति।
उदयं जठरानलस्य कुर्यादुदरे कार्श्यमरोगतां च पुंसाम्॥२९॥
iti paścimatānamāsanāgryaṁ pavanaṁ
paścimavāhinaṁ karoti|

udayaṁ jaṭharānalasya kuryādudare kārśyamarogatāṁ
ca puṁsām|| （HP I-29）

这个背部伸展式把生命能量（气）从身体的前面引导到身体的背后（susumna，中脉）。它能够点燃消化之火，减少腹部肥胖，使习练者更加健康。

——《哈他之光》第一章第29节

7. 挺尸式（Savasana）

उत्तानं शववद्भूमौ शयनं तच्छवासनम्।
शवासनं श्रान्तिहरं चित्तविश्रान्तिकारकम्॥३२॥
uttānaṁ śavavadbhūmau śayanaṁ tacchavāsanaṁ|
śavāsanaṁ śrāntiharaṁ cittaviśrāntikārakam||

（HP I-32）

像一具尸体一样仰卧在地面上，这个体式称为挺尸式（Savasana）。挺尸式可以消除疲劳，带来精神的安宁（让头脑得到休息）。

——《哈他之光》第一章第32节

这个体式的目的在于彻底放松身体和头脑，对于心理—生理失调有非常好的效果。

作者认为，在诸多体式中，其中有4个体式不可或缺。这4种体式是至善坐（Siddhasana）、莲花坐（Padmasana）、狮式（Simhasana）、君主式（Bhadrasana）。其中最重要的是至善坐，瑜伽习练者应该总是以这种姿势舒适安坐。

चतुरशीत्यासनानि शिवेन कथितानि वै।
तेभ्यश्चतुष्कमादाय सारभूतं ब्रवीम्यहम्॥३३॥
caturaśītyāsanāni śivena kathitāni vai|
tebhyaścatuṣkamādāya sārabhūtaṁ bravīmyaham||

（HP I-33）

希瓦神（Lord Siva）列举了 84 个体式，我（作者）在这里叙述其中最重要的 4 个体式。

——《哈他之光》第一章第 33 节

सिद्धं पद्मं तथा सिंहं भद्रं वेति चतुष्टयम्।
श्रेष्ठं तत्रापि च सुखे तिष्ठेत्सिद्धासने सदा॥३४॥
siddhaṁ padmaṁ tathā siṁhaṁ bhadraṁ veti catuṣṭayam|
śreṣṭhaṁ tatrāpi ca sukhe tiṣṭhetsiddhāsane sadā||

（HP I-34）

这 4 种体式分别是至善坐、莲花坐、狮式、君主式。其中最重要的是至善坐，瑜伽习练者应该总以这种姿势舒适安坐。

——《哈他之光》第一章第 34 节

8. 至善坐（Siddhasana）

यमेष्विव मिताहारमहिंसां नियमेष्विव।
मुख्यं सर्वासनेष्वेकं सिद्धाः सिद्धासनं विदुः॥३८॥
yameṣviva mitāhāramahiṁsāṁ niyameṣviva|
mukhyaṁ sarvāsaneṣvekaṁ siddhāḥ siddhāsanaṁ viduḥ||

（HP I-38）

正像适度的、节制的饮食（mitahara，不贪食）是制戒（yama）

中最重要的内容，不伤害（ahimsa，非暴力）是内制（niyama）中最重要的内容一样，这个被瑜伽先哲（Siddhas）称为至善坐（Siddhasana）的体式，在所有的体式中是最重要的。

——《哈他之光》第一章第 38 节

चतुरशीतिपीठेषु सिद्धमेव सदाभ्यसेत्।
द्वासप्ततिसहस्राणां नाडीनां मलशोधनम्॥३९॥
caturaśītipīṭheṣu siddhameva sadābhyaset|
dvāsaptatisahasrāṇāṁ nāḍīnāṁ malaśodhanam||

（HP I-39）

在 84 个体式中，只有至善坐（Siddhasana）能清洁 72000 条经脉（nadi），应该每天坚持习练。

——《哈他之光》第一章第 39 节

आत्मध्यायी मिताहारी यावद्द्वादशवत्सरम्।
सदा सिद्धासनाभ्यासाद्योगी निष्पत्तिमाप्नुयात्।
किमन्यैर्बहुभिः पीठैः सिद्धे सिद्धासने सति॥४०॥
ātmadhyāyī mitāhārī yāvaddvādaśavatsaram|
sadā siddhāsanābhyāsādyogī niṣpattimāpnuyāt|
kimanyairbahubhiḥ pīṭhaiḥ siddhe siddhāsane sati||

（HP I-40）

一个瑜伽修行者，十二年完全专注于内在的自性（Atman），摄入适宜的饮食，持续不断地练习至善坐（Siddhasana），可以达到瑜伽的圆满成功。完全掌握了至善坐（Siddhasana），其他众多体式有什么用呢？

——《哈他之光》第一章第 40 节

प्राणानिले सावधाने बद्धे केवलकुम्भके।
उत्पद्यते निरायासात् स्वयमेवोन्मनी कला॥४१॥
prāṇānile sāvadhāne baddhe kevalakumbhake|
utpadyate nirāyāsāt svayamevonmanī kalā|| （HP I-41）

当呼吸妥善地得到控制（生命能量达到稳定的状态），呼吸会自然地停止（自然地屏息），没有头脑波动的状态会非常容易地自然产生。

——《哈他之光》第一章第 41 节

注释：

梵文“kevalakumbhaka”是指没有任何有意识的努力的情况下，自然出现的、无意识的呼吸的停止（悬息）。

梵文“unmani”是指没有头脑波动的状态。

तथैकस्मिन्नेव दृढे सिद्धे सिद्धासने सति।
बन्धत्रयमनायासात् स्वयमेवोपजायते॥४२॥
tathaikasminneva dṛḍhe siddhe siddhāsane sati|
bandhatrayamanāyāsāt svayamevopajāyate||（HP I-42）

同样，仅仅通过至善坐（Siddhasana）的稳定建立，三种收束（Bandhas）就会非常容易地自然实现。

——《哈他之光》第一章第 42 节

नासनं सिद्धसदृशं न कुम्भः केवलोपमः।
न खेचरीसमा मुद्रा न नादसदृशो लयः॥४३॥
nāsanaṁ siddhasadṛśaṁ na kumbhaḥ kevalopamaḥ|

na khecarīsamā mudrā na nādasadṛśo layaḥ||（HP I-43）

没有体式能比得上至善坐（Siddhasana），没有屏息能比得上自然的屏息（Kevala），没有契合法能比得上舌锁（Khecari），没有冥想能比得上聆听体内的音振（Anahata Nada）。

——《哈他之光》第一章第 43 节

9. 莲花坐（Padmasana）

अथ पद्मासनम्।

वामोरूपरि दक्षिणं च चरणं संस्थाप्य वामं तथा दक्षोरूपरि पश्चिमेन विधिना धृत्वा कराभ्यां दृढम्।

अङ्गुष्ठौ हृदये निधाय चिबुकं नासाग्रमालोकयेत् एतद्व्याधिविनाशकारि यमिनां पद्मासनं प्रोच्यते॥४४॥

atha padmāsanam|

vāmorūpari dakṣiṇaṁ ca caraṇaṁ saṁsthāpya vāmaṁ

tathā dakṣorūpari

paścimena vidhinā dhṛtvā karābhyāṁ dṛḍham|

aṅguṣṭhau hṛdaye nidhāya cibukaṁ nāsāgramālokayet

etadvyādhivināśakāriyamināṁ padmāsanaṁ procyate||

（HP I-44）

将右脚放在左大腿上，左脚放在右大腿上，将两只手臂在背后交叉，双手抓握住两脚大脚趾，下巴稳定地固定在胸骨上，眼睛凝视鼻尖。这个体式叫作莲花式，它能消除瑜伽习练者所有的疾病。

——《哈他之光》第一章第 44 节

注释：

这个体式被习惯称为束莲式（闭莲式）。根据斯瓦特玛拉玛的阐述，有两种莲花式，彼此存在着两点重要的区别，但被称作同样的名称——莲花坐。其中的一种，斯瓦特玛拉玛并没有归结于玛慈因达拉（Matsyendra），众所周知的闭莲式（Baddha-Padmasana），因为在这个体式中两臂必须在背后交叉，双手的手指抓握住对侧脚的大脚趾。

उत्तानौ चरणौ कृत्वा ऊरुसंस्थौ प्रयत्नतः।
ऊरुमध्ये तथोत्तानौ पाणी कृत्वा ततो दृशौ॥४५॥
uttānau caraṇau kṛtvā ūrusaṁsthau prayatnataḥ|
ūrumadhye tathottānau pāṇī kṛtvā tato dṛśau||

（HP I-45）

नासाग्रे विन्यसेद्राजदन्तमूले तु जिह्वया।
उत्तम्भ्य चिबुकं वक्षस्युत्थाप्य पवनं शनैः॥४६॥
nāsāgre vinyasedrājadantamūle tu jihvayā|
utambhya cibukaṁ vakṣasyutthāpya pavanaṁ śanaiḥ||

（HP I-46）

另外一种观点：尽力将两只脚翻转向上，放在对侧两大腿上。相似的，下巴稳定地固定在胸骨上，两手手掌向上翻转，放在大腿间，缓慢地提升能量（Prana），眼睛应该稳定地凝视鼻尖，舌头抵压上腭。

——《哈他之光》第一章第 45 节、46 节

इदं पद्मासनं प्रोक्तं सर्वव्याधिविनाशनम्।
दुर्लभं येनकेनापि धीमता लभ्यते भुवि॥४७॥
idaṁ padmāsanaṁ proktaṁ sarvavyādhivināśanam|

durlabhaṁ yenakenāpi dhīmatā labhyate bhuvi||

（HP I-47）

这被称为莲花坐（Padmasana），可以消除所有的疾病。并非所有的人都可以完成这个体式，这个世界上仅有少数有天赋的人可以完成。

——《哈他之光》第一章第 47 节

कृत्वा सम्पुटितौ करौ दृढतरं बद्ध्वा तु पद्मासनं
गाढं वक्षसि सन्निधाय चिबुकं ध्यायंश्च तच्चेतसि।
वारंवारमपानमूर्ध्वमनिलं प्रोत्सारयन्पूरितं न्यञ्चन्प्राणमुपैति
बोधमतुलं शक्तिप्रभावान्नरः॥४८॥

kṛtvā samputịtau karau dṛḍhataraṁ baddhvā tu padmāsanaṁ
gāḍhaṁ vakṣasi sannidhāya cibukaṁ dhyāyaṁśca taccetasi|
vāraṁvāramapānamūrdhvamanilaṁ protsārayanpūritaṁ nyañcanprāṇamupaiti bodhamatulaṁ śaktiprabh-āvānnaraḥ||

（HP I-48）

稳定地以莲花坐坐定，两手上下交叠放在腿上，手掌虚空形成碗状，下巴同样稳定地抵压在胸骨上，冥想内在真实的自我，反复向上提升下行气（Apana vayu），向下引导命根气（Prana vayu）。通过两种气的结合，瑜伽练习者可唤醒生命的潜能（Sakti），获得内在的智慧。

——《哈他之光》第一章第 48 节

पद्मासने स्थितो योगी नाडीद्वारेण पूरितम्।
मारुतं धारयेद्यस्तु स मुक्तो नात्र संशयः॥४९॥

padmāsane sthito yogī nāḍīdvāreṇa pūritam|
mārutaṁ dhārayedyastu sa mukto nātra saṁśayaḥ||

（HP I-49）

瑜伽修行者，以莲花坐（Padmasana）安坐，通过鼻孔吸气并保持（屏息），一定会契入解脱的进程中。这是不容置疑的！

——《哈他之光》第一章第 49 节

10. 狮子式（Simhasana）

अथ सिंहासनम्।
गुल्फौ च वृषणस्याधः सीवन्याः पार्श्वयोः क्षिपेत्।
दक्षिणे सव्यगुल्फं तु दक्षगुल्फं तु सव्यके॥५०॥

atha siṁhāsanam|
gulphau ca vṛṣaṇasyādhaḥ sīvanyāḥ pārśvayoḥ kṣipet|
dakṣiṇe savyagulphaṁ tu dakṣagulphaṁ tu savyake||

（HP I-50）

两脚脚踝放在阴囊下会阴的两侧，左脚踝放在右侧，右脚踝放在左侧。

——《哈他之光》第一章第 50 节

हस्तौ तु जान्वोः संस्थाप्य स्वाङ्गुलीः सम्प्रसार्य च।
व्यात्तवक्त्रो निरीक्षेत नासाग्रं सुसमाहितः॥५१॥

hastau tu jānvoḥ saṁsthāpya svāṅgulīḥ samprasārya ca|

vyāttavaktro nirīkṣeta nāsāgraṁ susamāhitaḥ||

（HP I-51）

两手掌放在膝盖上，手指展开，大张开嘴，眼睛应该注视鼻尖，保持（完全的）舒适安定。

——《哈他之光》第一章第 51 节

注释：

根据斯瓦米·库瓦拉亚南达所遵循的传统，眼睛要求固定在两眉中间，体式的基本要素保持不变。

सिंहासनं भवेदेतत्पूजितं योगिपुङ्गवैः।
बन्धत्रितयसन्धानं कुरुते चासनोत्तमम्॥५२॥

siṁhāsanaṁ bhavedetatpūjitaṁ yogipuṅgavaiḥ|
bandhatritayasandhānaṁ kurute cāsanottamam||

（HP I-52）

这是狮子式，为杰出的瑜伽修习者所喜爱。它是体式中最好的体式，有助于完成三种收束（Bandhas）。

——《哈他之光》第一章第 52 节

注释：

三种收束（Bandhas）是指收颔收束（Jalandhar Bandha）、收腹收束（Uddiyana Bandha）、会阴收束（Mula Bandha）。

11. 君主式（Bhadrasana）

अथ भद्रासनम्।
गुल्फौ च वृषणस्याधः सीवन्याः पार्श्वयोः क्षिपेत्।
सव्यगुल्फं तथा सव्ये दक्षगुल्फं तु दक्षिणे॥५३॥
atha bhadrāsanam|
gulphau ca vṛṣaṇasyādhaḥ sīvanyāḥ pārśvayoḥ kṣipet|
savyagulphaṁ tathā savye dakṣagulphaṁ tu dakṣiṇe||

（HP I-53）

पार्श्वपादौ च पाणिभ्यां दृढं बद्ध्वा सुनिश्चलम्।
भद्रासनं भवेदेतत्सर्वव्याधिविनाशनम्।
गोरक्षासनमित्याहुरिदं वै सिद्धयोगिनः॥५४॥
pārśvapādau ca pāṇibhyāṁ dṛḍhaṁ baddhvā
suniścalam|
bhadrāsanaṁ bhavedetatsarvavyādhivināśanam|
gorakṣāsanamityāhuridaṁ vai siddhayoginaḥ||

（HP I-54）

两脚脚跟放在阴囊下方会阴的两侧，左脚跟在左侧，右脚跟在右侧，然后双手牢固地抓握住两边的脚，身体保持稳定。这个体式叫作君主式（Bhadrasana），它有助于消除一切疾病。成就的瑜伽修习者称之为高拉克萨式（Goraksasana，牧牛式）。

——《哈他之光》第一章第 53 节、54 节

四、哈他瑜伽练习的正确次第（顺序）

体式练习是哈他瑜伽的第一步，非常重要。不仅可以打下一个坚实的基础，还有助于顺利地进行其他高级技能的练习。

《奥义书》提到，一个人只有身体健康后，才能去履行其他职责。身体是深入内心或非物质身体层面的方式和途径。哈他瑜伽非常强调身体，通过持续的体式练习，克服了身体层面的障碍之后，才有条件进行其他技能的练习，最终达到控制身体层面、能量层面的目的。

> एवमासनबन्धेषु योगीन्द्रो विगतश्रमः।
> अभ्यसेन्नाडिकाशुद्धिं मुद्रादिपवनक्रियाम्॥५५॥
> evamāsanabandheṣu yogīndro vigataśramaḥ|
> abhyasennāḍikāśuddhiṁ mudrādipavanakriyām||
>
> （HP I-55）
>
> 高阶的瑜伽习练者通过练习体式克服疲乏之后，应该练习经脉（Nadis）洁净法、契合法和呼吸控制法等。
>
> ——《哈他之光》第一章第 55 节

> आसनं कुम्भकं चित्रं मुद्राख्यं करणं तथा।
> अथ नादानुसन्धानमभ्यासानुक्रमो हठे॥५६॥
> āsanaṁ kumbhakaṁ citraṁ mudrākhyaṁ karaṇaṁ tathā|
> atha nādānusandhānamabhyāsānukramo haṭhe||
>
> （HP I-56）
>
> 练习体式、不同种类的屏息（Kumbhak，呼吸控制法）、契合法（Mudra）、聆听体内的音振（Nadanusandhana），是

练习哈他瑜伽正确的次第（顺序）。

——《哈他之光》第一章第 56 节

ब्रह्मचारी मिताहारी त्यागी योगपरायणः।
अब्दादूर्ध्वं भवेत्सिद्धो नात्र कार्या विचारणा॥५७॥

brahmacārī mitāhārī tyāgī yogaparāyaṇaḥ|
abdādūrdhvaṁ bhavetsiddho nātra kāryā vicāraṇā||

（HP I-57）

一个人热忱地投入瑜伽，持续不断地练习，摄入适宜的饮食，选择弃绝的生活方式（不执着于感官的体验），在一年内或更久一些，获得练习的成功是毋庸置疑的。

——《哈他之光》第一章第 57 节

五、成功源于不断地精进

哈他瑜伽的体式练习适合各种年龄的人群，这也是哈他瑜伽的魅力所在。

युवा वृद्धोऽतिवृद्धो वा व्याधितो दुर्बलोऽपि वा।
अभ्यासात्सिद्धिमाप्नोति सर्वयोगेष्वतन्द्रितः॥६४॥

yuvā vṛddho'tivṛddho vā vyādhito durbalo'pi vā|
abhyāsātsiddhimāpnoti sarvayogeṣvatandritaḥ||

（HP I-64）

不管是年轻人、老年人，还是非常虚弱的人，或是病人，如果他摒弃懒惰，不知疲倦地练习瑜伽，就会取得成功。

——《哈他之光》第一章第 64 节

क्रियायुक्तस्य सिद्धिः स्यादक्रियस्य कथं भवेत्।
न शास्त्रपाठमात्रेण योगसिद्धिः प्रजायते॥६५॥

kriyāyuktasya siddhiḥ syādakriyasya kathaṁ bhavet|
na śāstrapāṭhamātreṇa yogasiddhiḥ prajāyate||

（HP I-65）

成功属于那些坚持瑜伽习练的人们，一个人不练习，如何能获得成功？仅仅是阅读瑜伽典籍，一个人绝不会取得成功。

——《哈他之光》第一章第 65 节

न वेषधारणं सिद्धेः कारणं न च तत्कथा।
क्रियैव कारणं सिद्धेः सत्यमेतन्न संशयः॥६६॥

na veṣadhāraṇaṁ siddheḥ kāraṇaṁ na ca tatkathā|
kriyaiva kāraṇaṁ siddheḥ satyametanna saṁśayaḥ||

（HP I-66）

成功不会依靠穿着某种特别的服饰（vesa）达到，也不能靠空谈而取得瑜伽的成功。只有练习是成功的方式和途径。这是毋庸置疑的真理。

——《哈他之光》第一章第 66 节

पीठानि कुम्भकाश्चित्रा दिव्यानि करणानि च।
सर्वाण्यपि हठाभ्यासे राजयोगफलावधि॥६७॥

pīṭhāni kumbhakāścitrā divyāni karaṇāni ca|
sarvāṇyapi haṭhābhyāse rājayogaphalāvadhi||

（HP I-67）

体式（asanas）、各种呼吸控制法（kumbhakas）、有效的契合法（mudras）等，所有这些内容应该在哈他瑜伽的进程中练习，直到实现目标——达到王瑜伽（Raja Yoga）。

——《哈他之光》第一章第 67 节

第三节 呼吸控制法 (Pranayama)

一、练习的前提条件

अथासने दृढे योगी वशी हितमिताशनः।
गुरूपदिष्टमार्गेण प्राणायामान्समभ्यसेत्॥१॥
athāsane dṛḍhe yogī vaśī hitamitāśanaḥ|
gurūpadiṣṭamārgeṇa prāṇāyāmānsamabhyaset||

（HP II-1）

瑜伽修行者在体式熟练掌握后，身体的感官得到控制，摄入适宜的饮食，应该听从上师的教导，练习呼吸控制法。

——《哈他之光》第二章第 1 节

二、呼吸控制法的重要性

在哈他瑜伽的练习中，呼吸控制法是非常重要的。后世许多关于呼吸控制法的书籍都从《哈他之光》当中得到了启迪。这些典籍认为，没有任何一种习练可以像呼吸控制法这样让人达到身体的洁净和心灵的纯净。一个人通过不断地习练呼吸控制法，保持呼吸的通畅与均衡，通过身体和思想不断地、敏锐地感受和反应，逐渐认知内在精微的生命能量，就会理解为什么瑜伽强调呼吸控制法的练习了。

截至目前，相关的现代研究工作似乎只针对有力的、深长的呼吸带给身体各个系统生理方面的变化，而没有注意到呼吸本身。瑜伽的特殊性就在于呼吸控制法的裨益之处：既有体内精微的变化，也有外部行为的变化。

古代瑜伽修行者似乎更强调呼吸控制法的作用。他们认为，呼吸控制法不仅能清洁我们体内的生命能量通道——经脉（nadi，经络），还能积极影响和调节头脑的机能，是一种使头脑达到持续稳定、平衡的有效途径。

尽可能地汇集和吸收生命能量（prana）是至关重要的。气体在肺部停留的时间越长越好。为了达到这个目的，屏息（kumbhakas）起了重要的作用。按照传统瑜伽的观点，最理想的呼吸控制法的比率是1:4:2，也就是呼气时间是吸气时间的两倍，屏息时间是吸气时间的四倍。但也有些人强调呼气一定要比吸气长，如果能达到两倍是最好的。

我们来看一下呼吸控制法最传统的定义：

> चले वाते चलं चित्तं निश्चले निश्चलं भवेत्।
> योगी स्थाणुत्वमाप्नोति ततो वायुं निरोधयेत्॥२॥
> cale vāte calaṁ cittaṁ niścale niścalaṁ bhavet|
> yogī sthāṇutvamāpnoti tato vāyuṁ nirodhayet||
>
> （HP II-2）
>
> 只要呼吸持续，头脑（citta）就不会稳定；当呼吸停止，头脑（citta）会变得安定，瑜伽修习者达到完全静止的状态。因此，一个人应该控制自己的呼吸。
>
> ——《哈他之光》第二章第 2 节

《哈他之光》认为，呼吸被扰乱，处于不稳定状态时，头脑（citta）也会被扰乱，处于变动的状态。通过控制与调节呼吸，瑜伽练习者可以达到头脑（citta）稳定的状态。这里阐明了呼吸和头脑之间的联系，它们彼此密切相关，当其中的某一个出现不平衡或紊乱时，另外一个必然受到影响，也会出现不平衡与紊乱。这是练习呼吸控制法最重要的原因。

> यावद्वायुः स्थितो देहे तावज्जीवनमुच्यते।
> मरणं तस्य निष्क्रान्तिस्ततो वायुं निरोधयेत्॥३॥
> yāvadvāyuḥ sthito dehe tāvajjīvanamucyate|
> maraṇaṁ tasya niṣkrāntistato vāyuṁ nirodhayet||
>
> （HP II-3）
>
> 只要气（vayu）在体内运行，生命就存在。气（vayu）停止了运行，就意味着生命的消亡。因此，呼吸应该受到控制（以使呼吸活动减到最小）。
>
> ——《哈他之光》第二章第 3 节

梵文“vayu”与另外一个梵文“prana”是同义词，都是表示“生命能量”。在描述体内精微的能量时翻译成“风”或者“气”，在表现粗放的生命能量时，翻译成“呼吸”。

哈他瑜伽认为，呼吸是生命能量的外在表现，控制了呼吸，就控制了体内生命能量，头脑的波动自然就会趋于停止；王瑜伽认为，控制了思想，控制了头脑的波动，生命的能量也会达到自然的稳定状态。这是瑜伽两条不同的道路或途径。

对呼吸控制与调节得越好，对内在生命能量的控制就越好，对头脑的波动也就控制得越好。控制了头脑，也就意味着控制了专注、情感和欲望，也就是控制了有意识和无意识状态。

शुद्धिमेति यदा सर्वं नाडीचक्रं मलाकुलम्।
तदैव जायते योगी प्राणसङ्ग्रहणे क्षमः॥५॥

śuddhimeti yadā sarvaṁ nāḍīcakraṁ malākulam|
tadaiva jāyate yogī prāṇasaṅgrahaṇe kṣamaḥ||

（HP II-5）

当所有经脉（nadis）中存在的杂质被清除后，瑜伽修行者才有能力控制生命的能量（prana）。

——《哈他之光》第二章第 5 节

注释：

梵文“mala”表示不洁之物、代谢的废物，在体内积蓄过多会导致身体各种功能的紊乱，导致各种生理、心理问题的产生。

但是，单纯机械地清除体内的杂质（mala）只能产生短期的效果，要想取得长久的效果，还是需要经络经脉真正的洁净，进而不断为身体器官供给生命能量，这样会使身体功能或器官保持原有的自然的平衡状态。

प्राणायामं ततः कुर्यान्नित्यं सात्त्विकया धिया।
यथा सुषुम्नानाडीस्था मलाः शुद्धिं प्रयान्ति च॥६॥

prāṇāyāmaṁ tataḥ kuryānnityaṁ sāttvikayā dhiyā|
yathā suṣumnānāḍīsthā malāḥ śuddhiṁ prayānti ca||

（HP II-6）

因此，应该以一种愉悦（sattvika，纯净）的心态练习呼吸控制法，这样可以清除中脉（sushumnanadi）中的杂质。

——《哈他之光》第二章第 6 节

在《哈他之光》中，以及在《希瓦本集》中，呼吸控制法是和一些超能力紧密相关的。斯瓦米·悉瓦南达大师在他的著作《呼吸控制法的科学》中用平实的语言阐述了这两本书当中的观点：“如果能够控制生命的能量（prana），就能够控制这个世间所有的力量，无论是精神的还是物质的。”

斯瓦特玛拉玛在《哈他之光》这部经典著作中，详细地描述了八种呼吸控制法。呼吸控制法被认为是这部经典对于瑜伽的一个特殊贡献，它所论述的观点是后代许多有关呼吸控制法论著的灵感来源。

三、清理经络呼吸控制法（Anuloma Viloma / Nadisuddhi Pranayama）

《哈他之光》里说，在开始练习前，清洁所有的经脉非常重要，仅用“清理经络呼吸控制法”（Anuloma Viloma / Nadisuddhi Pranayama）就可以清洁身体所有的经脉。不过有点难度，而且，所需时间较长。

> प्राणं चेदिडया पिबेन्नियमितं भूयोऽन्यया रेचयेत्पीत्वा पिङ्गलया
> समीरणमथो बद्ध्वा त्यजेद्वामया।
> सूर्यचन्द्रमसोरनेन विधिनाभ्यासं सदा तन्वतां
> शुद्धा नाडिगणा भवन्ति यमिनां मासत्रयादूर्ध्वतः॥१०॥
> prāṇaṁ cediḍayā pibenniyamitaṁ bhūyo'nyayā
> recayetpītvā piṅgalayā
> samīraṇamatho baddhvā tyajedvāmayā|
> sūryacandramasoranena vidhinābhyāsaṁ sadā
> tanvatāṁ
> śuddhā nāḍigaṇā bhavanti yamināṁ māsatrayā-
> dūrdhvataḥ|| （HP II-10）

气息应该通过左鼻孔吸入，保持（屏息），然后从另外一个鼻孔呼气；接着，通过右鼻孔吸气，保持（屏息），然后通过左鼻孔呼气。气息持续、稳定地通过右脉和左脉，以这种方式练习呼吸控制法，所有的经脉会在三个月内或者更长的时间内得到净化。

——《哈他之光》第二章第 10 节

प्रातर्मध्यन्दिने सायमर्धरात्रे च कुम्भकान्।
शनैरशीतिपर्यन्तं चतुर्वारं समभ्यसेत्॥११॥
prātarmadhyandine sāyamardharātre ca kumbhakān|
śanairaśītiparyantaṁ caturvāraṁ samabhyaset||

（HP II-11）

瑜伽练习者应该每天练习 4 次呼吸控制法（Kumbahakas），清晨、正午、傍晚、午夜，逐渐增加屏息的次数，直到每次 80 次屏息。

——《哈他之光》第二章第 11 节

清理经络呼吸控制法，也称为“左右鼻孔交替呼吸控制法”，在哈他瑜伽的体系中甚至比清洁法更为重要。

传统的哈他瑜伽的练习中更强调“清理经络呼吸控制法”，是练习经典中讲述的八种呼吸控制法的前提与准备。

哈他瑜伽呼吸控制法的练习，建议初学者从清理经络呼吸控制法的练习开始，特别是在没有理解呼吸控制法的其他变形之前。即使是清理经络呼吸控制法，也包括屏息的要求。不过，对于初学者而言，可以只练吸气和呼气。

两侧鼻孔交替呼吸是这一呼吸控制法的一个重要特征。左右两鼻孔并不是均衡工作的，总是一侧强些，一侧弱些，这背后有生理原因。生理学家认为，身体自身会根据环境、温度的变化做出相应的调整，如血管的舒张和收缩一般。这在身体末梢表现更明显些，如手指、脚趾。

瑜伽对此的看法有所不同。按照瑜伽的观点，一个健康的身体会通过鼻孔呼吸通畅度的变化，对体内能量的平衡进行自我调节。在一侧鼻孔变得通畅时，同时会调节另一侧鼻孔，使其变得阻塞。为了保持身体健康，两个鼻孔必须以均等的方式适当地开合，维持体内的能量处于平衡的状态。

这个呼吸控制法通过左右鼻孔呼吸的调节，调节体内精微的生命能量。其主要的技巧就是关闭右鼻孔，通过左鼻孔吸气，然后，关闭双侧鼻孔，根据个人的能力屏息后，打开右鼻孔呼气。同样的，按相反的顺序进行练习。这样，左吸—屏息—右呼—右吸—屏息—左呼，为一轮循环。反复地进行习练。初学者可以不做屏息，左吸—右呼—右吸—左呼为一轮，反复地进行练习。

四、瑜伽清洁法（Kriyas）

मेदश्लेष्माधिकः पूर्वं षट्कर्माणि समाचरेत्।
अन्यस्तु नाचरेत्तानि दोषणां समभावतः॥२१॥
medaśleṣmādhikaḥ pūrvaṁ ṣaṭkarmāṇi samācaret|
anyastu nācarettāni doṣaṇāṁ samabhāvataḥ||

（HP II-21）

过度肥胖和过多黏液体质的人在尝试呼吸控制法之前，必须要先习练六种清洁法，而体内三大生命能量平衡的人则不需要了。

——《哈他之光》第二章第21节

五、瑜伽清洁法的分类

धौतिर्बस्तिस्तथा नेतिस्त्राटकं नौलिकं तथा।
कपालभातिश्चैतानि षट्कर्माणि प्रचक्षते॥२२॥
dhautirbastistathā netistrāṭakaṁ naulikaṁ tathā|
kapālabhātiścaitāni ṣaṭkarmāṇi pracakṣate||

（HP II-22）

道缔法、巴斯缔法、涅涕法、一点凝视法、瑙力法和圣光调息法是六大清洁法。

——《哈他之光》第二章第 22 节

《哈他之光》把清洁法从技巧上分为六种：

①道缔法（Dhauti，清洁胃）

②巴斯缔法（Basti，清洁结肠）

③涅涕法（Neti，清洁鼻道）

④一点凝视法（Trataka，清洁眼睛和前脑）

⑤瑙力法（Nauli，清洁肠道）

⑥圣光调息法（Kapalabhati，清洁前脑）

सूत्रं वितस्तिसुस्निग्धं नासानाले प्रवेशयेत्।
मुखान्निर्गमयेच्चैषा नेतिः सिद्धैर्निगद्यते॥३०॥
Sūtraṁ vitastisusnigdhaṁ nāsānāle praveśayet|
Mukhānnirgamayeccaiṣā netiḥ siddhairnigadyate||

（HP II-30）

一根光滑的 9 英寸长的细绳从鼻孔插入，一端从口腔拉出来。这种净鼻术是有造诣的瑜伽行者传授的。

——《哈他之光》第二章第 30 节

कपालशोधिनी चैव दिव्यदृष्टिप्रदायिनी।
जत्रूर्ध्वजातरोगौघं नेतिराशु निहन्ति च॥३१॥
kapālaśodhinī caiva divyadṛṣṭipradāyinī|
jatrūrdhvajātarogaugharṁ netirāśu nihanti ca||

（HP II-31）

涅涕法清洁额窦，保持良好的视力，迅速消除肩部以上区域（喉部）的多种不适。

——《哈他之光》第二章第 31 节

अथ त्राटकम्।
निरीक्षेन्निश्चलदृशा सूक्ष्मलक्ष्यं समाहितः।
अश्रुसम्पातपर्यन्तमाचार्यैस्त्राटकं स्मृतम्॥३२॥
atha trāṭakam|
nirīkṣenniścaladṛśā sūkṣmalakṣyaṁ samāhitaḥ|
aśrusampātaparyantamācāryaistrāṭakaṁ smṛtam||

（HP II-32）

保持眼睛稳定不动，集中专注于一个小的物体，直到眼泪流出来，这被瑜伽大师们称为一点凝视法。

——《哈他之光》第二章第 32 节

मोचनं नेत्ररोगाणां तन्द्रादीनां कपाटकम्।
यत्नतस्त्राटकं गोप्यं यथा हाटकपेटकम्॥३३॥
mocanaṁ netrarogāṇāṁ tandrādīnāṁ kapāṭakam|
yatnatastrāṭakaṁ gopyaṁ yathā hāṭakapeṭakam||

（HP II-33）

一点凝视法，治疗眼部的疾病和消除惰性等，应该被珍视，就像努力保藏一个珍贵的珠宝盒。

——《哈他之光》第二章第 33 节

अथ कपालभातिः।
भस्त्रावल्लोहकारस्य रेचपूरौ ससम्भ्रमौ।
कपालभातिर्विख्याता कफदोषविशोषणी॥३६॥

Bhastrāvallohakārasya recapūrau sasambhramau|
Kapālabhātirvikhyātā kaphadoṣaviśoṣaṇī||

（HP II–36）

迅速地进行呼气（Recaka）和吸气（Puraka），像铁匠的风箱排空与充满，称为圣光调息（Kapalabhati），它能消除痰湿引起的不适。

——《哈他之光》第二章第 36 节

六、清洁法的重要性

清洁法可以运用空气、水、摩擦力或用其他辅助的器具或深入的运动来清除人体内的杂质与毒素，清洁各个内脏器官。这些清洁法也可以进一步分为许多种习练的方式，以影响到身体的各个系统、各个部位。

清洁法可以按照不同的区域划分，鼻腔、口腔、颅腔、胃部、肠道。通过针对特定部位肌肉和神经的运动以及施加压力来刺激并增强它们的活力，自然可以消除病痛，增进食欲，抵抗衰老，让整个人容光焕发。

所有瑜伽的习练，在一定程度上都有清洁的作用：

①体式：作用在身体层面，可达到身体净化（Deha suddhi）。

②呼吸控制法：作用在于身体内在，达到经脉净化（Nadi suddhi）。

③冥想：作用在头脑层面，达到精神净化（Citta suddhi）。

以上三种，经脉净化是最重要的环节，瑜伽习练也特别重视它。

其中六种清洁法就是专门用于解决这个问题的。

经脉净化就是通过一系列具体的步骤，改变、重组、调理人体内部的能量平衡，从而调整各个系统和器官的功能，使人恢复体内的平衡、和谐。

七、最主要的能量通道（中脉、左脉、右脉）

在印度瑜伽中，“经脉”（nadi），是指体内生命能量（prana）流动的通道。梵文经脉一词源于词根“nad”，意思是“运动”。“nadi”的意思是“通道”“流动”。生命的能量（prana）就是通过这些经脉流动的。经脉不是神经或血管，它们不是人眼可以看得到的，也不是任何医疗器械可以检测得到的。

经脉是瑜伽中的重要概念。当所有的经脉都洁净后，就可以唤醒“昆达里尼”（Kundalini，蛇力、灵力），让它通过“中脉”向上流动。

根据王瑜伽的理论，人体有 72864 条经脉，印度“密续”（Tantra）和《哈他之光》中认为人体有 72000 条经脉。《希瓦本集》中认为，人体有 350000 条经脉。在这些经脉中，有 14 条重要的经脉，其中包括三条最为主要的经脉，分别是中脉（susumna）、左脉（ida）、右脉（pingala）（如表 3.1 所示）。

左脉，有类似月亮的自然属性，其中流动着月亮能量或阴性能量。它的自然状态是冷的、内向的、消极的、稳定的、安静的，一般认为对应于身体的左侧和大脑的右半球。

右脉，有类似太阳的自然属性，其中流动着太阳能量或阳性能量。它的自然状态是热的、外向的、积极的、活跃的、兴奋的，一般认为对应于身体的右侧和大脑的左半球。

中脉，连接着根轮与顶轮，它的底部与左、右脉相通，被认为是潜在的生命能量的位置，“生命的潜能”（Kundalini，昆达里尼）就像一条蛇一样蜷曲在这里，封塞着中脉，处于沉睡的状态。

表 3.1　人体主要的经脉

序　号	名　称	人体部位	功　能
1	中脉（susumna）	脊柱中央	照亮
2	左脉（ida）	连接左鼻道	降温、冷却
3	右脉（pingala）	连接右鼻道	燃烧、升温

प्राणायामं ततः कुर्यान्नित्यं सात्त्विकया धिया।
यथा सुषुम्नानाडीस्था मलाः शुद्धिं प्रयान्ति च॥६॥

prāṇāyāmaṁ tataḥ kuryānnityaṁ sāttvikayā dhiyā|
yathā suṣumnānāḍīsthā malāḥ śuddhiṁ prayānti ca||

（HP II-6）

因此，应该以一种愉悦（sattvika，纯净）的心态练习呼吸控制法，这样可以清除中脉（Sushumnanadi）中的杂质。

——《哈他之光》第二章第 6 节

哈他瑜伽的目的就是要通过各种瑜伽技能的习练，特别是呼吸控制法的练习，使自己身体的经脉与脉轮不断得到净化，清除其中的杂质，让生命能量得到增加与提升，最终唤醒生命的潜能（Kundalini，昆达里尼），使之沿着中脉不断上升，从而实现瑜伽的最终目标。

八、八种呼吸控制法

斯瓦特玛拉玛在《哈他之光》中提到八种呼吸控制法。

梵文“kumbhaka”一般用来指屏息，作者在这部经典中用它来代替“pranayama”，表示呼吸控制法。

अथ कुम्भकभेदाः।
सूर्यभेदनमुज्जायी सीत्कारी शीतली तथा।
भस्त्रिका भ्रामरी मूर्च्छा प्लाविनीत्यष्टकुम्भकाः॥४४॥
atha kumbhakabhedāḥ|
sūryabhedanamujjāyī sītkārī śītalī tathā|
bhastrikā bhrāmarī mūrcchā plāvinītyaṣṭakumbhakāḥ||

（HP II-44）

八种呼吸控制法（屏息）：太阳式（Suryabhedana）、成功式（Ujjayi）、嘶式（Sitkari）、卷舌式（Sitali）、风箱式（Bhastrika）、蜂鸣式（Bhramari）、眩晕式（Murccha）、流溢式（Plavini）。

——《哈他之光》第二章第 44 节

八种呼吸控制法各有裨益。除了对生理层面有作用外，对精神层面也起到非常大的作用，因而对于一些身心紊乱造成的疾病有非常好的临床控制和疗愈效果。这些呼吸控制法的长期练习，同时还能达到能量的平衡与稳定，为哈他瑜伽的第三步契合法做好充分的、必要的准备。

有些研究者认为瑜伽呼吸控制法最初源自古代印度的两部典籍：《法典》（*Smrtis*）和《往世书》（*Puranas*）。在这两部典籍中介绍的呼吸控制法有两类：包含唱诵的和不包含唱诵的。作者并没有特别强调在呼吸控制法练习的同时一定要加入唱诵。但包含唱诵的呼吸控制法的练习，在传统瑜伽习练中有着非常重要的地位。

表 3.2 八种呼吸控制法

序号	名　称	技　巧	注意事项	作　用
1	太阳式呼吸控制法 Suryabhedana	1. 保持冥想坐姿 2. 吸气（右鼻道） 3. 屏息 4. 呼气（左鼻道）	高血压患者、心脏病患者、高度紧张症患者，不宜练习	增强消化，有益于鼻窦炎患者及低血压患者
2	成功式呼吸控制法 Ujjayi	1. 保持冥想坐姿 2. 吸气（通过两个鼻道，会厌半开半闭） 3. 屏息 4. 呼气（左鼻道）	高血压和心脏病患者请勿做屏息练习	缓解失眠，减缓心速，有益喉咙，清洁能量通道
3	嘶式呼吸控制法 Sitkari	1. 保持冥想坐姿 2. 吸气（将嘴张开，牙齿对合） 3. 屏息 4. 呼气（两个鼻道）	哮喘病患者及过度 kapha 患者请勿练习；请勿在冬季练习	为整个系统降温；有助于治愈胃病、脾病
4	卷舌式呼吸控制法 Sitali	1. 保持冥想坐姿 2. 卷舌，舌头呈鸟喙状 3. 吸气 4. 屏息 5. 呼气（两个鼻道）	哮喘病患者及过度 kapha 患者请勿练习；请勿在冬季练习	为整个系统降温；有助于治愈胃病、脾病

续表

序号	名　称	技　巧	注意事项	作　用
5	风箱式 呼吸控制法 Bhastrika	1. 保持冥想坐姿 2. 圣光调息 3. 右鼻道吸气 4. 屏息 5. 左鼻道呼气	高血压、肺病、心脏病、疝气、癫痫症、胃病患者请勿练习	平衡体内三大能量；缓解失眠、焦虑；有助于灵性提升
6	蜂鸣式 呼吸控制法 Bhramari	1. 保持冥想坐姿 2. 双鼻道吸气，发出雄蜂嗡鸣声 3. 屏息 4. 双鼻道呼气，发出雌蜂的嗡鸣声	切勿仰卧练习；高血压及心脏病患者避免屏息练习	有助于冥想和睡眠；消除精神紧张和焦虑感；缓解压力
7	眩晕式 呼吸控制法 Murccha	1. 保持冥想坐姿 2. 吸气 3. 屏息 4. 呼气时不放开收颌收束	只适合非常高级的习练者	有助于灵性提升
8	流溢式 呼吸控制法 Plavini	1. 保持冥想坐姿 2. 用口吞咽气体，直至胃中充满空气 3. 双鼻道吸气 4. 屏息 5. 双鼻呼气 6. 重复若干次之后，用手按压腹部，排出胃中气体	只适合非常高级的习练者；胃溃疡或任何的腹腔疾病患者请勿练习	有助于缓解长期便秘

九、成功式呼吸控制法的重要性

八种呼吸控制法当中，特别重要的一种是成功式呼吸控制法（Ujjayi Pranayama）。因为成功式呼吸控制法被认为是其他几种呼吸控制法的基础。

在成功式呼吸控制法（Ujjayi Pranayama）的练习中，声门半开半闭，呼吸时发出摩擦的声音。吸气时发出“So”的声音，呼气时发出“Ham”的声音，声音要持续、没有间断。呼吸道自然发出声音起着两方面的作用：一方面，练习者可以学会控制呼吸，使呼吸均匀、缓慢、深长，充分扩张肺部，让空气充分进入；另一方面，呼吸发出的声音可以使头脑专注，因为头脑极易被声音所吸引。专注使得头脑不能再波动或者涣散，头脑因此变得平静。这样，初学者可以让自己进入一种平静的状态。此外，对身体和精神还有其他多种益处。

十、呼吸控制法习练的时间与次数

对于现代人来说，由于快节奏的生活方式，大多数习练者都达不到《哈他之光》中（每天练习 4 次呼吸控制法）的习练要求。

一般来说，如果有条件的话，可以每天练习 2 次呼吸控制法，一次安排在清晨太阳升起之前，一次安排在黄昏太阳落山之前。

作为一名专业的瑜伽教练或瑜伽老师，应该每天坚持做一次呼吸控制法的练习。最好在每天清晨起床后，排净大小便后，空腹进行练习。如果有必要的话，可以在练习呼吸控制法前，做涅涕法（Neti）或道缔法（Dhauti）。

十一、呼吸控制法的阶段

कनीयसि भवेत्स्वेदः कम्पो भवति मध्यमे।
उत्तमे स्थानमाप्नोति ततो वायुं निबन्धयेत्॥१२॥
kanīyasi bhavetsvedaḥ kampo bhavati madhyame|
uttame sthānamāpnoti tato vāyuṁ nibandhayet||

（HP II-12）

开始练习的阶段，练习者会感觉发热和出汗，中间阶段会感觉到颤抖，最后的阶段会得到安定（稳定）。因此，应该控制呼吸。

——《哈他之光》第二章第 12 节

哈他瑜伽的另一部重要典籍《希瓦本集》中的叙述则更加深入：第一个阶段开始出汗；第二个阶段身体颤抖；第三个阶段像青蛙一样跳。当练习更加深入，就可以在空气中行走。

按照以上的观点，当练习者达到最后的阶段时，无疑已经进入超能力的范畴。

《希瓦本集》中还讲道：当瑜伽练习者可以随心所欲地控制气（生命的能量）、停止呼吸时，那他就成功地掌握了屏息。如果一个人可以控制屏息，那么还有什么不可以控制呢?

十二、结论

帕坦伽利认为，正确地练习呼吸控制法可以消除困扰我们精神的障碍。

哈他瑜伽重视呼吸控制法对物质身体层面的改善，重视呼吸控制法对身体精微层面——能量层面的改善，从而更好地控制头脑或思想意识，为进行更高阶段的练习做好充分的准备，打下坚实的基础。

表面上看，呼吸控制法练习主要强化我们的心肺功能，其实，这些练习对神经系统和大脑的间接作用更大。现代科学表明，呼吸系统的运转和大脑皮质及皮质下的神经中枢有着密切的联系。通过练习瑜伽的呼吸控制法，可以有规律地训练和强化这些神经中枢。

第四节　契合法和收束法（Mudras / Bandhas）

《哈他之光》第三章论述了契合法，共介绍了包括大契合法、大收束法、收腹收束法等在内的 10 种契合法。其中有一些非常复杂、深奥，以至于超出了我们的想象。

收束法是通过收缩和放松不同的肌肉，来影响体内能量的流动与运行。契合法和收束法的目的是为了加强和提升体内的生命能量，唤醒“昆达里尼”（Kundalini，蛇力、灵力）。

第五节　聆听体内音振（Nadanusandhana）

斯瓦特玛拉玛在《哈他之光》第四章谈到王瑜伽（Raja Yoga）。

哈他瑜伽和王瑜伽其实是一体的，哈他瑜伽是王瑜伽的基础和准备阶段，王瑜伽是哈他瑜伽的最终目标。哈他瑜伽强调首先要调整和掌控身体，再来控制精神。

刚开始练习哈他瑜伽时，不会立即对心理和精神进行内观，但只要坚持不懈地练习，不久就会体验到心理和精神层面的精微变化。因此可以这样说，所有哈他瑜伽的练习始于身体的感受，止于精神的体验。

体式（Asana）是哈他瑜伽的第一步，也是最重要的基础。

第四章第一节，提到了三个词，“纳达”（Nada）、“明点”（Bindu）和“卡拉”（Kala）。

纳达是体内显现的声音（音振）；明点是内在显现的光明；卡拉是整个身体丰富的感觉。所有这些都是为了提升和发展生命能量（Prana）的活动——我们生命所有活动的源泉。

思考题：

1. 简述哈他瑜伽的历史发展。

2. 解释什么是哈他瑜伽。

3. 简述练习哈他瑜伽的重要性。

4. 简述阻碍瑜伽练习成功的因素。

5. 简述有助于瑜伽练习成功的因素。

6.《哈他之光》中讲述了多少个体式？分为哪几类？最重要的是哪几个？

7. 简述哈他瑜伽体系的四个步骤。

8.《哈他之光》中讲述瑜伽习练的成功源于什么？

9. 呼吸控制法的前提和重要性。

10. 清理经络呼吸控制法的重要性。

11. 为什么要练习清洁法？

12.《哈他之光》中讲述了哪些清洁法？

13. 最主要的能量通道是哪些?

14.《哈他之光》中提到的八种呼吸控制法是哪些?

15. 呼吸控制法的阶段有哪些?

16. 契合法和收束法的目的是什么?

17. 解释什么是纳达、明点和卡拉?

第四章

阿育吠陀基础

阿育吠陀是起源于印度的古老、完整的生命健康体系。通过对阿育吠陀的学习，你将会了解关于生命的智慧与科学。本章讲述了阿育吠陀的基本原理，不仅能了解到三种生命能量的存在形态，还可以通过体质检测明确自己的能量体质。通过对五大元素以及六味的学习，可以掌握基本的平衡能量的方法。

第一节 关于阿育吠陀

一、阿育吠陀的概念

“阿育吠陀”(Ayurveda)，按照梵文字面翻译，“阿育”(Ayur)是“生命”的意思，“吠陀”(Veda)是指“智慧”。“阿育吠陀”，是指“生命的智慧”“生命的科学”。

阿育吠陀是一种古老而完整的生命健康体系，它既包含了饮食、生活方式等健康的生活常识，也包括了草药、穴位按摩、排毒疗法等一系列身体自然的疗愈方法，甚至还涵盖了心理学和心灵学等丰富的内容。它源于印度圣哲们对人类身体、思想、心灵中真理的体验与感悟，凝结了印度的历史文明与智慧。

阿育吠陀特别重视对身体的各种紊乱与疾病的预防。在帮助人们了解和认知各种致病原因的基础上，通过调整和改善饮食结构，采取更为积极的生活方式，修习瑜伽及静坐、冥想等，帮助身体自我恢复与疗愈，预防严重疾患的发生。

二、阿育吠陀的健康概念

阿育吠陀认为，自然界的万物都彼此关联，各自按照自然的规律生存着，维持着健康与和谐。人体内部和谐，人与人和谐，人与自然和谐，是维持自身健康平衡的必要保证。

印度古代经典中，有关于健康的论述：

Samadosha samagnishcha sama dhatu mala kriya
Prassana atma indriya manah swastha iti abhidhiyate

——（Sushruta Samhita《妙闻集》）

一个健康的人，三种能量应该是平衡的，体内的环境和消化的火力是正常的，所有身体组织完好无损，所有排泄功能正常、规律，思想、感官和心灵愉悦且满足。

人在自然中生活，应该顺应自然的规则。如果违背了自然的规则，生活就会失序，就无法保持平静，会造成生理和心理的混乱，导致疾病的产生。

世界卫生组织（WHO）关于健康的定义是：

“健康不仅是没有疾病，它是物质身体、心理、社会交往和精神（心灵）都处于健康状态。”

我们可以发现，古老的阿育吠陀体系关于健康的理念与现代关于健康的理念非常相近。一个人的健康，不能只关注身体层面的健康，更应该关注心理和心灵层面的健康。

阿育吠陀主要内容涉及如何使生活最优化、健康长寿和免除疾病的困扰。它教给我们一种健康的、远离疾病的生活方式，获得最大的生命力和活力。一个人必须在物质身体、精神、社交健康和环境上达到平衡（不涉及人们的宗教信仰、哲学观念、价值观），或人世间存在的终极精神目标。

三、阿育吠陀的历史

阿育吠陀的起源可以追溯到印度古代的吠陀时代。最初它作为一种整体心灵科学——“吠陀科学”（vedic science）的一部分，提供一种对整个物质世界、精神以及意识的全面的、综合的、广泛的认识。

早在公元前2000年左右，阿育吠陀就已经被运用于实践中了。在漫长的历史进程中，它伴随着印度文化的传播，向东传播到印度尼西亚和东南亚半岛，向西传播到希腊，发展成一种相类似的自然医学形式。

佛教徒们为阿育吠陀增加了许多新的证悟与见解，并且使它伴随着他们的信仰传播到众多不同的地区或国家。阿育吠陀成为斯里兰卡、缅甸等国家和我国藏族地区传统医疗体系的基础。同样，它也对传统中医学说的发展起到了积极的作用。

因此，从历史的角度看，阿育吠陀历经数千年临床实践的检验，适应于不同的时代、不同的地域及社会人文环境。

西方医学倾向于将每个人一视同仁，专注于治疗疾病的症状而非病人本身，或者说只是治病而不是治人。阿育吠陀最大的特点就是强调病人的独特性，通过了解病人生活中密切相关的事件及生存环境等来掌握病情，通过这种方式认知和理解的疾病不再是一个单独存在的个体，治疗的重心是针对患病者和其发病环境而不是单纯针对疾病。

对于传染病或其他急性病症，西医是很好的选择，但对于例如关节炎、肠道易激症、抑郁症、过敏症等因压力过大或不良的生活方式而造成的身体紊乱和慢性疾病来讲，其尚不能给人们提供一个良好的解决方法。而在这些方面，阿育吠陀被证明是行之有效的、不会造成伤害或其他不良副作用的有效解决方案。

第二节　阿育吠陀的基本原理

一、五种基本的元素

印度古代的哲学家认为五种基本的元素（pancha mahabhutas）——空、风、火、水、土——是世界和人类的基本物质构成成分。这些元素涉及物质的空间态、气态、液态和固态等状态，以及它们各自的空间位置、运动、发光、聚合和密度的基本原理。

风，是一种活动与变化，创造不同的事物成形；火，是一种力量，产生生命的基础能量——光与热；水，把一切事物融合在一起；土，是一切事物的本质。因此，它们远比可见的、有形的相应物质更精微、更全面。

五种基本元素有不同的性质，人类的五种感觉与之密切相关。耳朵的听觉通过空听到声音；皮肤的触觉与风相关联；眼睛的视觉看到火的光和色；舌头的味觉通过水感觉；鼻子的嗅觉与土相关。

当五种基本元素没有被感官的知觉感知时，可以间接地通过皮肤觉察其五种附属的特性。它们是有无阻碍（空）、振动（风）、温度的变化（火）、流动性（水）和形状（土）（如表 4.1 所示）。

表 4.1　五种元素的特性

元　素	主要特性	附属特性	相关特性
空	声音	无阻碍	稀薄
风	触觉	振动，颤动	推动
火	视觉，形象	热和颜色	转变
水	味道	流动	流畅程度
土	气味	稳固	质点密度

二、四种基本需求

根据阿育吠陀的观点，自然界每种生物的生存都有四种基本条件：对死亡的恐惧（bhaya）、食物（ahara）、睡眠（nidra）和性（maithunam）。当我们没有顺应自然的规律，过度压抑这些需求时，生理和心理层面就会出现紊乱和障碍，各种疾病就会来临。

1. 对死亡的恐惧

生命个体因为恐惧死亡而寻求适宜生存的各种方式及条件，恐惧死亡通常是所有人类思想行为与活动背后潜藏的因素。

一个人没有对生命生存与死亡自然法则的敬畏，就可能肆无忌惮地做出危害社会与他人的事情；而一个人过度恐惧死亡，精神层面会出现紊乱与障碍。

2. 食物

食物可以以固体形态、液体形态、空气或阳光的形态存在。如果没有食物，世上任何生物都不可能生存。没有充足的食物，人类就不可能正常地生存与繁衍。空气和阳光滋养和抚育着我们的身体，所以，某种程度上它们也可以看作是提供给身体养分的“食物”，不应该被忽略。

一个人采取不健康的饮食方式，倾向过度摄入饮食或拼命节制饮食，都会扰乱其体内的正常运转机制，产生各种紊乱与障碍，对身体造成损害或伤害，甚至危及生命。

3. 睡眠

睡眠是生命体进行自我调节、修复其组织紊乱及缺失、恢复其正常机能的自然生存方式。

一个人如果长期没有充足的睡眠，或者睡眠的质量差，那么，其身体的机能就会紊乱与失常，生理层面和精神层面会随之出现紊乱与障碍，甚至可能产生严重的疾患。

4. 性

性是生命体延续其生命存在的必要方式。正常的性欲和性行为是人类生理与心理的自然需求。如果过度压抑这种需求，会造成身体内部的失衡与紊乱，出现焦虑、烦躁、易怒等现象，甚至会造成精神方面的紊乱和障碍；如果过度沉溺于性欲与性行为，会使身体内部的生命能量过度耗散，使得身体的免疫机能衰退，精疲力竭，无法孕育健康的后代。

综上所述，如果这四种基本需求不能适度地满足，或者说处理不当，就会干扰身体内部的五种基本元素，导致体内生命能量的失衡与紊乱，从而导致各种生理和心理紊乱与疾患的产生。

第三节 三种生命能量（Tri-dosha）的形态

自然界的万物都是由五种元素构成，人的身体同样也由五种元素构成。可以认为，这是自然界存在的原理或原则。但是，人的身体内有灵魂存在，它是意识的根源，并使身体成为一个充满生命活力的机体。

阿育吠陀认为，为了完成生命的功能和活动，五种基本元素在人的身体内组成“三种主要能量”（Tri-dosha），西方称为“生物体液”。

梵文“dosha”的字面意思是“力量”或“缺陷”。一般来说，“dosha”是指身体内的生命能量，是影响着生理层面和精神层面的能量。在生命能量紊乱、不平衡时，也就是说存在“缺陷”时，就会造成身体层面和心理层面的紊乱和障碍。

按照阿育吠陀的观点，空元素和风元素构成“瓦塔”（Vata），火元素和水元素构成“皮塔”（Pitta），水元素和土元素构成“卡法”（Kapha）。这三种能量负责完成身体不同的心理和生理活动，这些活动的性能取决于元素原始构成的性能。

瓦塔（Vata）是风，也翻译为“生物气液”，它的意思是“推动”“推进事物”。“瓦塔能量”（Vata dosha）是其他两种能量（doshas）背后的推动力，没有了它的推动，它们是“不完全的”（lame），是不能运动的。它控制着感觉和精神的平衡和适应，促进精神的适应性和包容性。

皮塔（Pitta）是火，也翻译成“生物火液”或“胆汁”，它的意思是“消化”“理解事物”。“皮塔能量”（Pitta dosha）负责身体内部所有化学转变和新陈代谢。它控制着人们精神的领悟、认知真相和如实了解事物的能力。

卡法（Kapha）是土，也翻译成“生物水液”或“黏液”，它的意思是“保持”“控制事物在一起”。“卡法能量”（Kapha dosha）负责提供物质，给予支持，构成身体组织的大小。它为生活中的情感提供支持，如爱慕、惰性、依赖、同情、谦逊、耐性和宽恕。

一、三种能量的特性

每一种能量（dosha）都有其最主要的特性，可以按照这些表现出来的特性认知它们（具体表现出的特性如表 4.2 所示）。这些特性中有一种过剩或缺乏会显示出一种特定能量（dosha）的过剩或缺乏。

①瓦塔的主要特性：干、冷、轻，精微、流动、粗糙、迅速的、激动的。

②皮塔的主要特性：热、轻、湿，光亮、精微、流动、变化。

③卡法的主要特性：重、冷、湿，呆滞、黏性、柔软、稳定。

表 4.2　三种能量的特性

瓦塔（Vata）	皮塔（Pitta）	卡法（Kapha）
干	热	重
冷	轻	冷
轻	湿	湿
精微	光亮	粗的
流动	精微	黏滞
变化	流动	稳定
敏捷（迅速）	变化	迟钝

硬的	剧烈（尖锐）	柔软
粗糙	柔软	光滑
清晰	光滑	混浊
	清晰	

每一种能量（dosha）都有其自己的一种主要特性，并且与其他两种能量（dosha）共有一些特性。

瓦塔和皮塔共有轻、精微、变化、剧烈（迅速）等特性。皮塔和卡法共有湿、柔软、光滑等特性。瓦塔和卡法共有冷的特性。然而，共有的特性在程度上是不同的：瓦比皮塔更轻些；瓦塔比卡法更冷些；卡法比皮塔更湿一些。

二、三种能量的位置

三种生命能量（doshas）遍布全身的每个细胞，存在于身体的各个器官，每一种能量在身体中还有其相应的原初位置或首要位置。

瓦塔产生于下部，其原初位置是结肠，如气体从结肠产生。还存在于大腿、臀部、耳朵、骨骼和触觉器官。

皮塔产生于中部，其原初位置在小肠，如胆汁和酸从肝脏和小肠产生。还存在于小肠、胃、分泌脂肪的腺体、血液、淋巴和视觉器官。

卡法产生于上部，其原初位置是胃部，如黏液在胃产生。还存在于胸部、喉部、头部、胰腺、体侧、腹部、淋巴、脂肪、鼻子和舌头。

如果一种生命能量（dosha）失衡，人体的第一反应症状表现在这些处于消化系统的能量（doshas）的原初位置。肠胃胀气、腹痛和便秘是瓦塔能量失衡的典型症状；胃部有灼热感和疼痛感是皮塔能量失衡的表现；胸闷、咳嗽或感冒是卡法能量失衡的明显症状。按照它们各自的模式，采取适宜的饮食、生活方式和瑜伽习练等，在这些位置调整它们，就可以预防紊乱及不适的产生与发展。

三、三种能量负责的活动

瓦塔负责整个身体的运动、血液循环、呼吸、排泄、语言、感觉、触觉、听觉和恐惧、焦虑、悲痛、热情等情感，以及本能的冲动、胎儿的形成、性欲的活动与保持。

皮塔负责视觉、饥饿、口渴、体温的调节、温柔和光泽、高兴、智力和性能力。

卡法构成身体所有的固体结构，负责约束、坚定、忧伤、性能力、强度、忍耐和克制。

瓦塔是三种生命能量（生物体液）中最重要的或首要的。它控制着其他两种能量，负责绝大多数的生理过程。由于这个原因，瓦塔的紊乱和失调比其他两种能量（dosha）有着更为严重的后果，影响思想和身体整个物质层面。在健康与疾病之间，始终关注生命力是我们生命品质最重要的因素。

皮塔控制着身体和思想中一切与光和热相关的方面和层面。

卡法是物质的基础，支持着其他两种能量（dosha），也提供给我们情感秉性的稳定。

四、体质检测

按照阿育吠陀的观点，每个人的物质身体（肉体）都是由三种能量（Tri–doshas，三质）组成的。瓦塔控制着我们的能量和活动，提供给我们动力（风或气）；皮塔提供给我们身体温暖和转化物质的能力，是我们身体里的火；卡法构成肌肉和分泌物，是我们身体里的水。

每个人复制了宇宙崇高的无限的能量，并且因为它们的存在，我们的生理机能是宇宙能量的体现。然而，三种能量（Tri–dosha）的比例按照独特的个体而变化。一种能量（dosha）通常将会占主导地位，并且将它表现在我们的外观和性情方面。按照阿育吠陀学说，它被称作自然本性（prakrti，自然本性、自性），意思是“个体的自然体质”“个体的体质”。每个人一生下来就有自己的自然体质，它是我们身体（生理）和精神（心理）反应的基础，影响着我们的情绪、行为、感觉、味觉、才能等各个方面。为了使我们与自然保持和谐的关系，享受舒适、轻松、没有压力的生活，保持身心处于健康和平衡状态，了解个体的体质是非常有必要的。

三种能量的不同组合，可以构成以下十种“体质”（prakrti）。

单一能量体质：瓦塔型，皮塔型，卡法型。

双重能量体质：瓦塔 – 皮塔型或皮塔 – 瓦塔型，瓦塔 – 卡法型或卡法 – 瓦塔型，皮塔 – 卡法型或卡法 – 皮塔型。

三能量体质：瓦塔 – 皮塔 – 卡法型。

如果体质测试的结果是一种能量的测试分值很高，明显高出另外两种能量的分值，就说明被测试者是单一体质型；如果没有很高的分值出现，就是双重能量体质，两种生命能量轮流起主导作用，分值较高的是体内首要的生命能量。要重视首要生命能量的作用，但也不能忽略次要生命能量的作用。

表 4.3 阿育吠陀体质测试

身体结构和外观				
		瓦塔（Vata）	皮塔（Pitta）	卡法（Kapha）
1	体格	高或矮，体格偏瘦，体格发育不良	中等，体格适中	肥胖，敦实，矮或高大，体格发育良好
2	重量	偏轻，不易增加	适中，肌肉适中	偏重，容易超重，不易减重
3	面色	偏暗，偏黑	偏红，红润	偏白，苍白
4	皮肤纹理和温度	薄，干，凉，粗糙，血管凸现，容易手脚冰凉	温暖，湿润，粉色，有痣、雀斑和粉刺	厚，偏白，湿润，偏冷，柔软光滑
5	头发	较少，发粗，发干，略有卷曲	适中，发细，发软，过早灰白或过早谢顶	较多，油质，较粗，多卷曲，有光泽
6	面部	瘦，小，长型，皱纹多，灰暗	适中，偏红，轮廓突出	大，圆，胖，偏白或苍白，轮廓柔和
7	眼睛	小，干，细长，偏棕色，黯淡，眼光不稳定	大小适中，发红（易发炎），偏绿色，眼光犀利	大，凸出，眼皮厚，润泽，偏白，眼光诱人
8	鼻子	小，细，长，干，弯曲	中等	粗，大，坚挺，润泽
9	嘴唇	薄，小，干，发暗，不规则	中等，柔软，色红	厚，大，润泽，结实

续表

10	牙齿和牙龈	稀疏，干，小，不光滑，不整齐，牙龈萎缩	适中，牙龈柔软，粉色，易出血	大，厚，柔软，色粉红，润泽
11	手臂	细，过短或过长，发育不良	适中	粗，厚，圆润，发育良好
12	两腿	细，过长或过短	中等	粗大，健壮
13	关节	小，细，干，不稳定，易裂	适中，柔软，松弛	大，粗壮，结构稳定
14	指甲	小，薄，干，粗糙，易裂，瑕疵，色暗	中等，柔软，粉色	大，厚，光滑，色白，牢固，润泽
代　谢				
		瓦塔（Vata）	皮塔（Pitta）	卡法（Kapha）
15	大便	量少，干，硬，困难或痛苦，有气，容易便秘	量多，松软，淡黄，通畅，容易腹泻并伴有灼热感	量适中，成型，有时颜色发白，便中夹黏质
16	出汗/体味	少汗，没有体味	汗多，热，体味浓重	适中，冷，体味令人愉悦
17	食欲	多变，不稳定	较强，高昂，饭量大	稳定，低下
18	口味偏好	喜甜、酸、咸，烹调喜欢油和辛辣	喜甜、苦或涩，喜欢生食和冷食，烹调喜欢清淡、无辛辣	喜辛辣、苦或涩，烹调喜欢辛辣，无油
19	血液循环	不良，易变，不稳定，易手脚冰凉	良好，温暖	良好，温暖，缓慢，稳定

续表

一般特征				
		瓦塔（Vata）	皮塔（Pitta）	卡法（Kapha）
20	活动	行动迅速，活跃易改变，不稳定，活跃异常	适中，目的明确，行动准确，讲求秩序	缓慢，稳定，庄重，善于活动
21	力量 / 耐力	力量小，耐力差，开始和结束迅速	适中，对热耐受差，容易出汗	耐力好，但开始慢
22	性欲	易变化，不稳定，异常，欲望强烈但精力不济	中等，热烈，好争执，占有欲强	低，但稳定，精力很好，投入
23	敏感性	怕冷，怕风，对干燥敏感	怕热，不喜欢阳光和火	怕冷，怕潮湿，喜欢风和阳光
24	疾病抵抗力	差，易变，免疫系统较弱	适中，倾向感染、传染	好，倾向充血，紊乱
25	易患疾病	神经系统疾病，疼痛，胃肠胀气，失眠，精神紊乱	发热，感染，炎症	呼吸系统疾病，黏液分泌过多，多痰，易水肿
精神因素和表达方式				
		瓦塔（Vata）	皮塔（Pitta）	卡法（Kapha）
26	声音	音低，弱，嘶哑	音高，刺耳，柔和，良好音质	音声愉悦，深沉，音调很好
27	语言	语速快，不稳定，健谈	语速适中，爱争辩，有说服力	语速慢，明确，肯定，不善言谈

续表

28	记忆力	差，易记住事物，但容易忘记	敏捷，短期记忆好	记得较慢，但不易忘记，长期记忆好
29	情绪、情感	恐惧，焦虑，神经质	易怒，急躁，好争执	平静，满足，依附，多愁善感
30	精神倾向	歇斯底里，颤抖，易焦虑发作	脾气极端，激动，暴怒	忧郁，沮丧，感受迟钝，悲伤
31	睡眠	易惊醒，有失眠倾向	适中，会醒来但很快又入睡	嗜睡，质量好，很难醒来
32	梦境	飞翔，移动，不宁的，梦魇	多彩，充满热情，矛盾冲突	浪漫，感伤的，多水，少梦
33	心理特性	迅速，适应性强，优柔寡断	聪明，敏锐，挑剔	缓慢，稳定，迟钝

合计（33）

瓦塔（Vata，风）__________ 皮塔（Pitta，火）__________ 卡法（Kapha，土）__________

第四节　六　味

阿育吠陀对疾病的诊断基于三种生物体液（Tri-dosha、三种能量、三质），其治疗是依据六种味道进行的。六味不仅适用于草药，也适用于食物和矿物质。它们以物质在口中被感受到的真实的味道为基础，揭示了草药特有的复杂的动态作用。这些味道在梵文中被称作“罗萨”（rasa），意思是“滋味”（香味）或者“精华”。它们显示出食物对我们感官的重要影响。

六种味道是甜、咸、酸、辛辣、苦、涩。每种味道都由五种元素中的两种构成，六种味道在性能上也被划分为热性和凉性两大类（如表4.4所示）。这些不同的性能，使味道具有多种多样的疗愈性，并可以使各种能量（dosha）增强或是减弱。

表 4.4　六味的特性

味　道	性　能	元　素	能量（Doshas，质）	
甜	凉	土和水	PV- K+	风火减弱，土增加
咸	热	水和火	V- PK+	风减弱，火土增加
酸	热	土和火	V- PK+	风减弱，火土增加
辛辣	热	火和风	K- PV+	土减弱，火风增加
苦	凉	风和空	PK- V+	土火减弱，风增加
涩	凉	土和风	PK- V+	火土减弱，风增加

每种味道都有其特有的疗愈作用：

甜味构建和强化所有的身体组织。它很好地协调思想并且增加满足的感觉。有缓和、祛痰和温和通便作用，对抗生气的感觉。

咸味可以起到软化、通便、镇静的作用。少量使用时可以刺激消化，适量使用可以催泻，大量使用时会导致呕吐。

酸味有刺激、祛风、滋养和生津止渴的作用。除了对生殖组织有减少的作用外，酸味对所有的机体组织都有增强的作用。

辛辣味有兴奋、祛风、发汗的作用。可增强新陈代谢，并促进所有器官的功能，有助于激发身体的热量，提高消化能力和抵抗寒冷的感觉。

苦味可以变质（净化血液），有清洁、解毒的作用。有助于使所有的机体组织收缩，并使思想更加敏锐。

涩味可以止血和防止其他一些过度的排泄（如过度流汗、腹泻等），促进皮肤和黏膜的愈合。

每个人都需要一定量的六味中的每种味道，对各种味道之间的比例关系应根据个体体质的不同而确定。任何一种味道过多或过少对于各种体质的人来说都会造成伤害。

甜味是六味中最为重要的一味，因为它对于所有体质来说都是维持组织生长、发育所必需的；咸味是维持体内矿物质平衡和保存水分所必需的；酸味是维持酸性和抵抗渴感的必需品；辛辣味是维持代谢、增强食欲和促进消化所必需的；苦味是解毒和减少体重所必需的；涩味是维持组织的坚固和防止过度流失所必需的。

然而，从整体上来看，任何一种味道过多都会对身体造成伤害。甜味过多会使黏液和毒素过度积聚；咸味过多会引起松弛；酸味过多造成胃酸过多；辛辣味过多造成发烧和炎症；苦味过多导致寒凉增加；涩味过多会导致收缩和堵塞。

第五节 阿育吠陀——平衡能量疗法

根据自己的体质特征，也就是三种能量中占主导地位的能量的特征，通过饮食、运动、生活方式等途径，维持体内生命能量的动态平衡。

一个人应该保持自己独特的体质类型，也就是特有的三种生命能量间的比例。任何对于饮食和生活方式的调整，都不应该干扰到体内三种生命能量的平衡。要遵从自然的法则，不要尝试改变自己的体质特征，而是应该保持平衡，防止生命能量的失衡或紊乱。

要按照三种生命能量中占主导地位的能量来确定自己维持能量平衡的主要方向，这对于自己的饮食调整、瑜伽习练、生活方式等非常重要。在关注主导能量的同时，也需要兼顾其他能量的平衡，以维持体内三种能量整体的平衡，从而使自己回归自然平衡的状态。

任何主动为改善自己的健康平衡所做的事情，都比其他人可以为自己所做的事情更有效、更长远。只有当自己的尝试和努力没有明显的效果时，才需要寻求专业的健康保健或临床措施。

日常生活中为自己所做的一些看起来并不起眼的小事，如摒弃不适宜的食物、放弃不适宜的生活方式等，应该比吃各种保健品或向众多医生咨询更有效。

一、“抗瓦塔”（平衡瓦塔）的方法

由于瓦塔（Vata）的主要特性是干、冷、轻，迅速的、激动的，所以,“抗瓦塔”（Balancing Vata，平衡瓦塔）的原则是滋养、温暖、湿润、平静和稳定。对于瓦塔体质类型的人，应该积极培养其耐心、平和、坚定和规律作息。

1. 饮食

瓦塔体质类型的人需要营养丰富、容易消化与吸收的饮食。要避免食用使瓦塔（Vata）增加的食物，多吃使皮塔能量和卡法能量增加的食物。日常饮食应该少吃多餐，在轻松的氛围下进食。

食物的味道方面宜选择更多的咸味、酸味和甜味，尽量避免苦味、涩味和辛辣味。应该保证摄入充足的水分，可选择温热的、浓厚的和多汁的食物，避免凉性的食物，如冰水、冷藏食物等。在烹调中应该使用适量的香辛料，以调整体内的消化能力。应该养成少吃多餐并定时进餐的习惯，避免难以消化吸收的食物，不要经常吃坚果。注意避免刺激性的饮料，如咖啡、碳酸饮料等，然而喝一小杯葡萄酒或白酒佐餐，有助于食物的消化与吸收。

2. 涂油按摩

涂油按摩对于瓦塔型的人是非常适宜的。一般情况下，使用温暖的、浓稠的基础油，如芝麻油、杏仁油等。

最佳的按摩位置是脚、头顶、后背和下腹部。针对瓦塔的涂油按摩应该是温暖的、湿润的、滋养的、缓和的、放松的，不能引起不适和疼痛。

对于瓦塔型人，最适宜的精油是温暖的、镇静的、清洁的，如檀香、樟脑、冬青油、肉桂和麝香。这些精油用作香薰效果也非常好。

3. 瑜伽习练

瓦塔型的人需要温和地练习一些简单的、使人平静的瑜伽体式，如坐立练习的体式、仰卧练习的体式、脊柱后弯的体式、倒置的体式。

在瑜伽体式的习练中，瓦塔型的人比较适合练习节奏舒缓的瑜伽流派及风格，如传统的哈他瑜伽等。

深长而缓慢的呼吸练习是有益的。呼吸控制法的练习中，适宜练习清理经络（Nadishuddi）呼吸控制法、成功式（Ujjayi）呼吸控制法、蜂鸣式（Bhramari）呼吸控制法。

4. 唱诵及冥想

唱诵使用使人平静和消除恐惧的曼达拉，如“AUM”“RAM”

“SHAM”“HUM”和“SHRIM”具有特殊的效果。

通过冥想可以使瓦塔型的人进入深度的放松，培养正确和积极的心态，抛弃忧虑、恐惧、焦虑、消极性和缺乏信心等。一般情况下，OM 冥想、循环冥想较为适宜。

5. 生活方式

瓦塔型的人要避免随心所欲地生活。培养均衡的生活习惯，饮食与作息都要有规律地进行。保证充分的休息，特别是充足的睡眠，恢复自己的精神和体力。应该避免过度劳累、身体困苦，避免过度讲话、思考或旅行；日常的饮食要规律，早餐的营养要丰富，不要总到深夜还在学习和工作，避免失眠的产生；尽量让自己的生活和工作环境明亮、温暖和湿润，避免风寒；进行适度的、有节制的太阳浴及温和、适度的活动，减少过度的感官刺激，节制性欲和性行为；避免精神紧张与过度激动，包括长时间观看电视、刺激的影片和听刺激的音乐；逐渐培养平和、宁静的心态，勤于关注自己的身体。

二、“抗皮塔”（平衡皮塔）的方法

由于皮塔的主要特性是热、轻、湿，急剧、活动、流动，所以，“抗皮塔”（Balancing Pitta，平衡皮塔）的方式应该是冷却和平静、适度净化和滋养，属于皮塔体质的人应该保持节制、平和、温和的心态。

1. 饮食

皮塔体质的人需要均衡、强化的饮食，避免食用增加皮塔的食物，适当摄入减少皮塔能量的食物，多吃可增加瓦塔和卡法能量的食物；应该避免过度的饮食，控制自己过度旺盛的食欲。

味道方面多吃苦味、涩味、甜味，避免酸味、辛辣味、咸味；适当摄入生食，如沙拉、水果和蔬菜，和适当摄入果汁；避免腌渍的食物；避免酒类、咖啡和茶等刺激性食物。食物应该是凉的、浓厚的、略为干燥的，不要有过多的香料；避免过热的食物，过油腻的食物。应该多喝水，喝凉水或温水。

2. 涂油按摩

皮塔体质的人适宜用清凉的基础油进行按摩，如椰子油、葵花子油、印度酥油（ghee，一种从牛奶中提炼出来的油）等。加入香味和花类的精油有特别的效果，如檀香油、玫瑰油、荷花油、茉莉花油、栀子花油等。它们也可以使用香薰的方式。

3. 瑜伽习练

皮塔体质的人适宜选择使身体和思想冷静、平和的体式，如绝大多数坐立练习的体式、仰卧练习的体式、肩倒立式。

瑜伽体式的习练，皮塔型的人比较适合练习节奏舒缓的瑜伽流派及风格，如传统的哈他瑜伽等。

呼吸练习适宜舒缓和平静的呼吸练习。呼吸控制法的练习选择有清凉效果的呼吸控制法比较适宜，如嘶式（Sitkari）呼吸控制法、卷舌式（Sitali）呼吸控制法、月亮式（Chandrabhedana）呼吸控制法等。

4. 唱诵及冥想

唱诵可以使人冷静平和的曼达拉，如：“AUM”“SHAM”和“SHRIM”。

冥想的练习，不断进行自我反省是适宜的。冥想的方式可以选择“吠檀多”（Vedanta）、“禅”（Zen）、“内观”（Vipasssana）等。通过练习要努力放弃愤怒、敌意、争论和过度挑剔的心态，逐渐培养内心平和、宽容、友善的心态。

5. 生活方式

皮塔体质的人应该尽量保持在一种有节制和洁净的生活状态中，关注生活环境的清爽与平静。因为这种体质的人对食物、空气、水的品质非常敏感，对酒精和香烟的反应也非常敏感。皮塔体质的人应该避免湿热的环境，避免热水浴过久，避免暴露在烈日下，在有取暖设施的环境中室温应该不要太高，理想的居住环境应该是傍水而居。天气炎热时，应该摄入足够的水，有条件的话可以经常在清凉的水中游泳。应该让自己经常在凉爽的微风中、月光下、花丛中、河湖畔进行一些可以降低皮塔能量的活动，享受大自然的美妙，是平衡皮塔的最佳途径。

皮塔体质的人应该经常进行反省，培养豁达与宽容，避免完美主义的倾向；应该培养自己学会欣赏和赞扬他人的优点，经常说使人悦意的温馨而甜美的话语，经常让自己保持轻松幽默与愉悦。

三、“抗卡法”（平衡卡法）的方法

卡法的主要特性是重、冷、湿，呆滞的、柔软的、稳定的。所以，“抗卡法”（Balancing Kapha，平衡卡法）的原则是刺激、减少、减轻、干燥和净化。卡法体质的人应该培养自己的力量、决心和超然的态度。

1. 饮食

卡法体质的人应该切忌饮食过量。避免摄入增加卡法能量的食物，多摄入增加瓦塔和皮塔能量的食物。

食物的味道主要选择辛辣味、苦味、涩味，控制甜味、咸味、酸味的摄入。食物应该是温热的、清淡的和干燥的；尽量饮用热水，避免生冷的食物，避免冷水和冰水；避免难以消化与吸收的食物，如油炸食品、肉类等。食物加工时加入热辣的香料，有助于食物的消化与吸收；

偶尔禁食或少吃一顿是非常有益的；避免早上吃得太早，晚上吃得太晚；用于帮助增加消化火力的草药茶非常有助益，也可经常品茗香茶。

2. 涂油和按摩

对于卡法体质的人来说，干爽的（不用油的）、强力的按摩是有益的，或者可以使用一些使身体轻盈的基础油进行按摩，如芥末油或亚麻籽油。用酒精制备的一些草药油，如冬青、樟脑、肉桂、芥末、辣椒等，加热后用在按摩中也是非常好的。可以使用一些有兴奋和净化作用的香味和熏香，如麝香、樟脑、丁香、肉桂、香柏、乳香和没药。

3. 瑜伽习练

应该更积极地进行瑜伽体式习练，一定强度的体式习练是非常必要的。太阳致敬式和其他体式的动态习练是不错的选择，如果有能力，可以练习头倒立式和使胸部扩展的体式。

呼吸控制法习练，进行圣光调息（Kapalabhati）、太阳式（Suryabhedana）呼吸控制法、风箱式（Bhastrika）呼吸控制法和其他强烈的呼吸练习都是有益的。

4. 唱诵及冥想

最好是选用兴奋的、有洁净功效的曼达拉，如“AIM”“HRIM”“HUM”和“AUM”。

烛光冥想、OM 冥想、循环冥想等都适合卡法体质的人。通过冥想的练习，不断净化思想，发现自己内在的智慧。真实地面对自己，摒弃贪婪、过度依赖、懒惰和迟钝、忧郁等负面情绪。

5. 生活方式

对于卡法体质的人来说，要认识到自己有充足的力量和活力。应该遵循一种有规律的生活，努力工作和学习，不断进步；寻求生活和工作的不断改变，保持思想的兴奋，不断接受新事物、新思想、新计划和新信息；避免让自己的稳定性变成一种消极的惰性。

可以进行散步、跑步和有一定强度的有氧运动，尽量在温暖和较干燥的微风中、沐浴着日光活动；注意保暖，避免寒冷、潮湿的生活和工作环境；晚上不要睡得太早，白天尽量不要睡觉。对于卡法体质的人，旅行和朝圣是非常明智的选择。

第六节　瑜伽和阿育吠陀的关系

达到身体物质层面和精神层面的和谐对于阿育吠陀和瑜伽都是很重要的。例如，过度的爱慕、渴望、贪欲、愤怒、妒忌等负面的品质（品性）都应该避免，因为它们会导致不良的健康状态。在瑜伽中，摆脱“小我”（ego），达到“自己”“真实的自我”“灵魂”（纯净的心灵）的认知，是摆脱这些负面特性所必需的。

下面的引文源于公元前6世纪的阿育吠陀典籍《遮罗迦集》（*Charaka Samhita*），它阐明了两者宗旨上的主要相似之处。

“诱惑是痛苦最大的原因，摒弃它能消除所有的痛苦。像一只蚕吐出更多的蚕丝会导致它自己的终结一样，愚昧和贪婪的人由感觉对象生起诱惑。一个聪慧的人能够识别和感觉出对象如火焰，并立即从它们移开，由于没有开始和结合，就不会被痛苦所诱惑。”

尽管瑜伽的习练在印度历史悠久，但是瑜伽成为一门独立的、系统的思想学科，是在伟大的圣哲帕坦伽利著述了著名的《瑜伽经》之后。它是历史上第一部系统论述瑜伽的典籍，它出现的时代也被认为是阿育吠陀的黄金时期。

瑜伽教导我们控制头脑波动与变化的过程，停止如同珠鬘、流水样连续不断、此起彼伏的各种念头，最终达到头脑波动的静止，唤醒沉睡状态的自性能量，认知真实的自性，激发内在的智慧。

自性能量唤醒之后，启用这种能量是为了世俗的娱乐，还是为了心灵的净化与提升，都取决于我们自己。

瑜伽教给我们从物质存在的“循环”中解脱的技巧，而达到和实现永恒。阿育吠陀告诉我们，滥用生命力和活力会导致伤害，导致自身生理与心理层面的各种紊乱与疾病的产生。

总之，虽然瑜伽和阿育吠陀的目标有所不同，但是在这些教义之间的媒介是相同的，那就是我们的物质身体。瑜伽与阿育吠陀的结合运用，是印度古代瑜伽修行者维持身体健康、消除病痛与不适的方式与途径，也是现代瑜伽理疗的重要基础。

思考题：

1. 什么是阿育吠陀？
2. 简述阿育吠陀的历史。
3. 简述五种基本元素及性质。
4. 解释四种基本需求。
5. 解释三种能量和五种基本元素的关系。
6. 解释三种能量的特性和位置。
7. 简述三种能量所负责的活动。
8. 阿育吠陀的健康概念是什么？
9. 人有多少种体质？都是哪些？
10. 简述六种味道各自与元素、与能量的关系。

11. 六种味道的治疗作用是什么?

12. 六味中最为重要的是哪一味? 为什么? 过多会怎样?

13. 简述阿育吠陀能量平衡的疗法。

14. 简述瑜伽与阿育吠陀的关系。

第五章

生理学和解剖学基础

生理解剖学是一名瑜伽教师的必修课，通过学习、理解生理解剖基础知识，我们可以了解自己的身心是如何存在、运转和变化的。本章阐述了人体主要系统及瑜伽习练对它的影响，其主要目的是向瑜伽练习者提供可指导其实践练习的生理学和解剖学知识。读者掌握了本章内容，可以与瑜伽习练或教授有效结合，了解什么是伤害、隐患，懂得何谓适合的练习以及为什么适合，从而更加自信、明智地选择练习的方式。

现代科学与古老的智慧认知没有矛盾，而古老的智慧认知在科学的不断发展中逐步得到证实，并且还在继续被证实。因此，我们对这些知识的学习是可以更准确地理解古老的智慧和实践方法，从不同的角度和深度启发人们如何选择更加有意义的、健康幸福的生活方式。然而，对于不同程度的习练者或教授者来讲，需要掌握的知识量是不同的，因为没有任何一种练习方法可以适应所有人和所有的练习阶段。因此，结合自身实践所学的知识才是最有价值的，这样，学习者才能更向内专注，培养对精微层面的觉察力和理解力。

在每个人学习和练习的过程中，老师是必不可少的，但最终的成功是属于那些真正自问、自觉和自修的人们。

第一节　人体概述

一、人体的基本组成

人的整个机体由复杂且奇特的多个系统组成，包括神经系统、内分泌系统、骨骼系统、肌肉系统、呼吸系统、消化系统、循环系统等。这些系统由相应的器官、组织等相互连接而成，有各自的特殊功能；但它们并非彼此孤立，而是在生理和生物化学作用上相互依存。只有当所有的系统协调一致地运行，并有效发挥各自的功能时，机体才能保持健康。瑜伽所有的实践练习都包含这个目的。

人体众多的内部器官、结构与系统相互结合，相互协作。神经系统接收身体内部和外部环境的信息，再传递出相应的神经信号，进而引发人的意识、行为、情感；内分泌系统分泌的化学物质参与信息传递时的化学反应；呼吸系统是整个机体气体交换的场所，为其他组织器官的正常工作提供氧气；消化系统为机体提供所需的营养元素；循环系统则可以运输氧气、营养元素和一部分化学物质；骨骼系统构成框架结构，为保护重要的组织器官提供了附着点；肌肉系统可以固定并保护机体，负责机体的实际运动。知晓机体这些密切相关的联系、作用，也是正确了解瑜伽哲学和实践方法的一条途径。

二、细胞

我们讨论人体的不同部分，是指诸如骨骼、肌肉、大脑、内脏、皮肤等。当一个人死亡后，身体的这些部分也就死了。但对于活着的人来说，我们发现，并不是所提到的所有这些部分都必须完全是活着的。当我们的身体健全、健康时，身体的某些部位可能已受到疾病的侵袭而腐烂。以上所提到的情况清楚地显示身体的各部分无疑是都有生命的，它们组成了完整的身体。当我们的生命结束时，它们单独的生命也将一起结束，但是也有可能身体其他的部分还很健康时，个别的部分却已经死了。举例来说：一个人被烫伤，受伤的皮肤和肌肉会坏死，在治疗的过程中我们能很清晰地看到新鲜的肌肉和皮肤慢慢地长出来，替代已坏死的部分。由此问题就被提出来了，那么什么才是人体最小的组成单位呢？它分享我们的整个生命，同时它还有自己独立的生命？生物学的解答是：细胞。

从科学的角度来看，人体就是一个由细胞组成的共和体。就像在一个“共和国”，每个公民都分享共和国的生命，也度过他自己的生命。细胞也是如此，在这个“共和国”中分担整个身体的不同部分，同时还有自己的生命。细胞是最终的器官的组成单位。事实上，就是细胞组成了我们的身体。当我们的身体工作时，细胞承担着真正的责任；当身体休息时，细胞则可以得到修复；当身体得到食物和水时，细胞也吸收到了营养；当身体喘息时也就是细胞在呼吁：它们需要氧气。

如果想知道并理解人体的结构和功能，需要首先去学习与细胞相关的知识。细胞是非常小的物质，它们紧密地结合在一起，组成身体的每一个部分。然而，它们的大小却不尽相同。可能在某些部位，每立方毫米内会有数百万个最小的细胞；但是在有些部分分布的可能是较大的细胞，数目则超不过 1000。在一小滴血液中会计数到超过 500 万个细胞，它们的总体积实际上就只有 1 立方毫米的大小。

那么细胞是由什么物质所组成的呢？它们是由一种叫作细胞质的物质所组成。它形似一种白色的蛋，生物学家认为它是组成所有生命的基础物质。生物学家说，没有哪一种生命是和细胞质无关的。细胞质可以成为独立存活的器官单位，它可以吸收营养物质，并且可以生长，甚至它可以再生出同类的细胞。

再生的进程非常有趣。每个细胞都有自己高度、专门集中的部分，称为细胞核。这个细胞核就像是细胞的灵魂一样，当细胞再生的过程开始时，细胞核先分裂成两个，之后这两个部分则开始独立的工作，逐渐成长为两个将要成熟的细胞。当成长的过程完成时，它们就又分裂成为两个独立的可完成任务的细胞。

虽然所有的细胞都是由细胞质所组成，但是它们的形状还是根据它们所属的器官的不同而有所不同。例如：肌细胞是梭状的，但是腺细胞则是立方形的。由某种具有特殊功能的类同细胞群体构成了人体组织，有表皮组织、脂肪组织、肌肉组织、骨骼组织、腺体组织和神经组织等。每个组织不仅有自己区别于其他组织的形态，而且也具有自己特殊的功能：肌肉组织的活动特征就是收缩；腺体组织的活动是分泌腺体；神经组织的活动是传递神经冲动。

是什么使细胞存活并具有其功能的呢？当细胞工作时，它们是在消耗的。那么是什么使它们具有修复自己的能力呢？回答就是：营养物质。每一个细胞不断地由氧气、水、蛋白质、脂肪、糖和盐提供给它们营养，这些营养来自我们的呼吸、喝入的液体和吃进的固体的食物。这些营养物质使细胞有能力去制造细胞质，细胞质则使细胞具有生存的能力并具备应有的功能，甚至是繁衍。

因此，瑜伽对我们身心的改善是从细胞开始的。无论我们有没有意识到这一点，我们的呼吸、饮食和行为对身体的每个细胞都有重要的作用。

第二节　人体神经系统

一、神经系统概述

整体而言，可将人体神经系统定义为身体中主要的通信系统和控制体内环境的系统。该系统能够对体内环境和体外环境的变化迅速做出反应，它连接着各个器官和系统，协调它们的功能，并维持机体的整合。神经系统主要由中枢神经系统和周围神经系统组成。

1. 中枢神经系统

中枢神经系统是神经系统的一部分，位于身体的中轴线上。其主要功能是整合从身体各个部位接收到的信息和协调身体各个部位的活动。这一系统由脑和脊髓组成（如图 5.1 和图 5.2 所示）。

（1）脑

脑是神经系统的控制中心。有 12 对颅神经穿过颅骨的孔与脑相连，或进入脑中，或由脑中发出，其中有些颅神经和一些特别感官如视觉、听觉、嗅觉和味觉等有着紧密的联系。

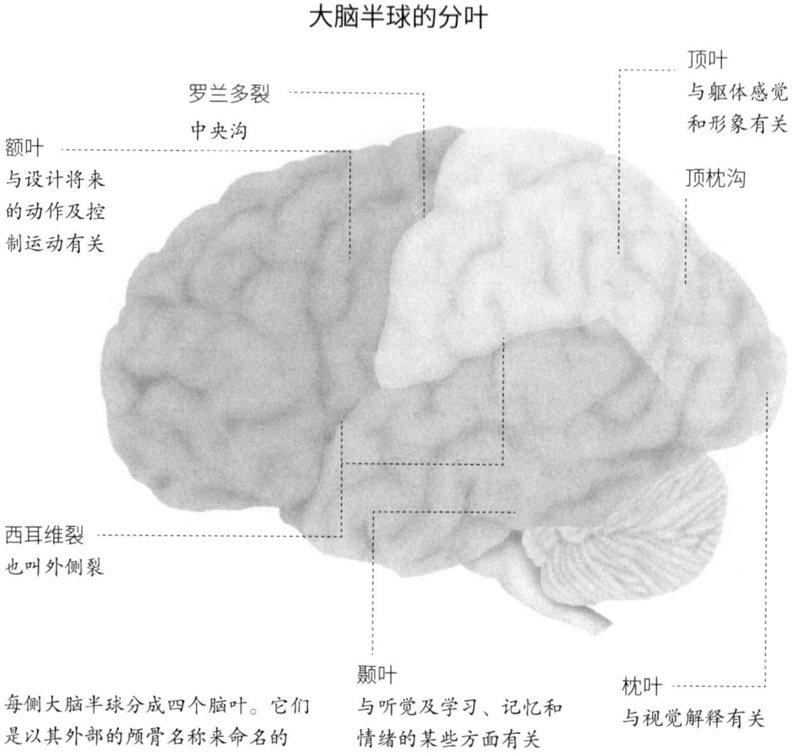

图 5.1　中枢神经系统（大脑部分）

（2）脊髓

脊髓是从脑延伸向下的一束细长的、管状神经组织和支持细胞。有 31 对脊神经从脊髓的两侧发出。这些神经接收感觉信息，发出运动信息。脊髓具有三大功能：① 它是传递下行运动信号的通路；② 它是传递上行感觉信息的通路；③ 它是协调某些神经反射的调节中心。

脊髓后面观

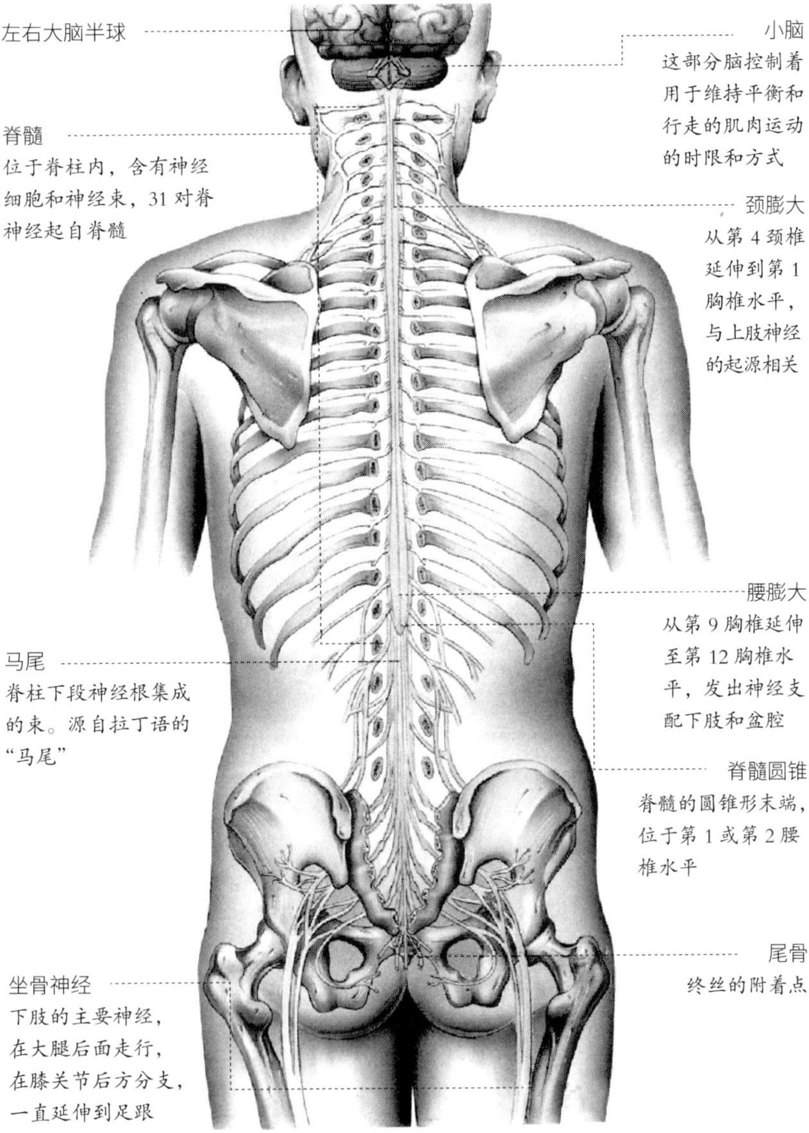
左右大脑半球
小脑
这部分脑控制着用于维持平衡和行走的肌肉运动的时限和方式
脊髓
位于脊柱内，含有神经细胞和神经束，31 对脊神经起自脊髓
颈膨大
从第 4 颈椎延伸到第 1 胸椎水平，与上肢神经的起源相关
腰膨大
从第 9 胸椎延伸至第 12 胸椎水平，发出神经支配下肢和盆腔
马尾
脊柱下段神经根集成的束。源自拉丁语的“马尾”
脊髓圆锥
脊髓的圆锥形末端，位于第 1 或第 2 腰椎水平
尾骨
终丝的附着点
坐骨神经
下肢的主要神经，在大腿后面走行，在膝关节后方分支，一直延伸到足跟

图 5.2　中枢神经系统（脊髓部分）

2. 周围神经系统

周围神经系统由位于中枢神经系统之外、身体范围之内的神经和感受器所组成（如图 5.3 所示）。周围神经系统的主要功能就是将中枢神经系统和四肢以及各个器官联系起来。周围神经系统被分为躯体神经系统和自主神经系统。

（1）躯体神经系统

躯体神经系统是周围神经系统的一部分，它控制着躯体的活动。它接收来自整个躯体的各个感觉器（皮肤、骨骼、关节、骨骼肌）的感觉信息（传入信息），然后将更多的信息传递（传出信息）到与躯体相关联的受动器。这部分神经系统也常被叫作随意神经系统。随意的意思是躯体的骨骼、关节、骨骼肌的运动通常可以通过意识加以控制。

（2）自主神经系统

自主神经系统作为周围神经系统的一部分，调控着内脏和血管平滑肌、心肌和腺体的功能，但其工作大体上是不受意识控制的（又称植物性神经系统、不随意神经系统）。自主神经系统影响着心率、消化、呼吸速率、唾液分泌、排汗、瞳孔直径、排尿以及性唤起。尽管自主神经系统的大部分活动是非随意的，但有些活动，例如呼吸，却是与清醒的头脑协同工作的。

自主神经系统可以被进一步分为两个子系统：交感神经系统和副交感神经系统。

· 交感神经系统

交感神经系统的基本功能是调动身体的战斗或逃逸神经反应。当人心理压力很大时，就会心跳加速、胃部紧缩、口腔唾液少很干燥。这些生理反应就构成了所谓的战斗或逃逸反应的一部分。在这个反应中，身体会准备直面抗击进攻者或是危险事物，或者准备逃逸，溜之大吉。

周围神经系统主要的神经

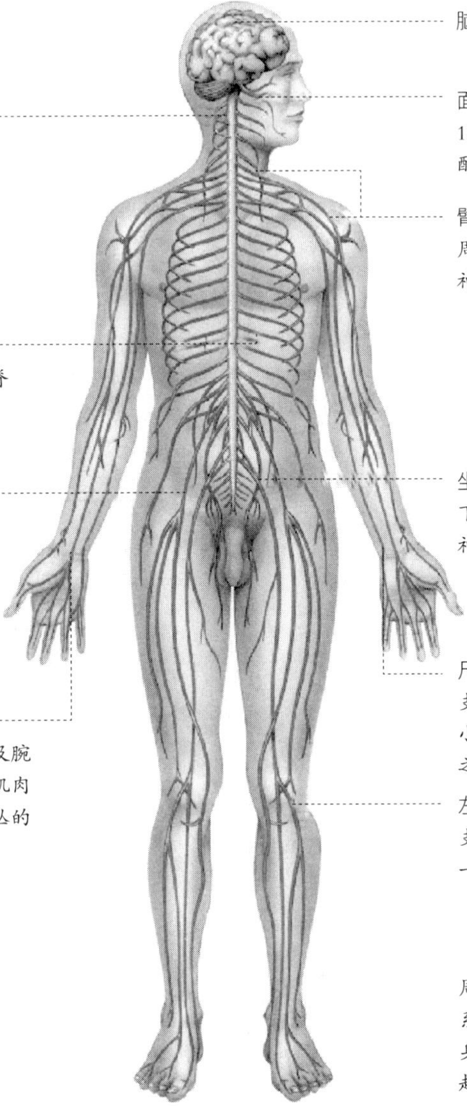
脑
脊髓
成对、节段性的脊神经起源于此
面神经
12 对颅神经之一，支配头颈部
臂丛
周围神经的集簇，其神经根源于颈部
成对的肋间神经
胸神经的分支（脊神经胸段）
股神经
下肢前面主要的周围神经
坐骨神经
下肢后面主要的周围神经
尺神经
支配小指皮肤和手部小肌肉，臂丛的神经之一
正中神经
支配手掌皮肤以及腕部、拇指和手指肌肉的周围神经，臂丛的神经之一
左腓总神经
支配控制左足运动的一些肌肉
周围神经将中枢神经系统（脑和脊髓）与身体其余部分联系起来。

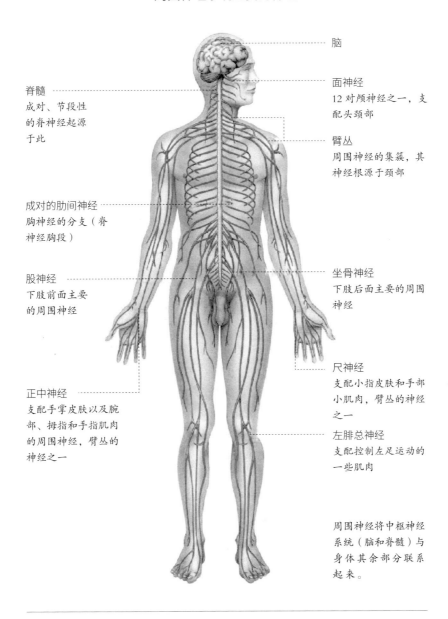

图 5.3 周围神经系统

· 副交感神经系统

副交感神经系统专门负责激活身体在休息时的休息和消化活动。身体的休息和消化活动包括性唤起、唾液分泌、流泪、排尿、消化和排便等。在休息和消化状态下，放松的心脏一般来说要比承受压力时的心脏跳动慢许多，并且休息时的胃壁更为放松，食物更容易进入胃部。

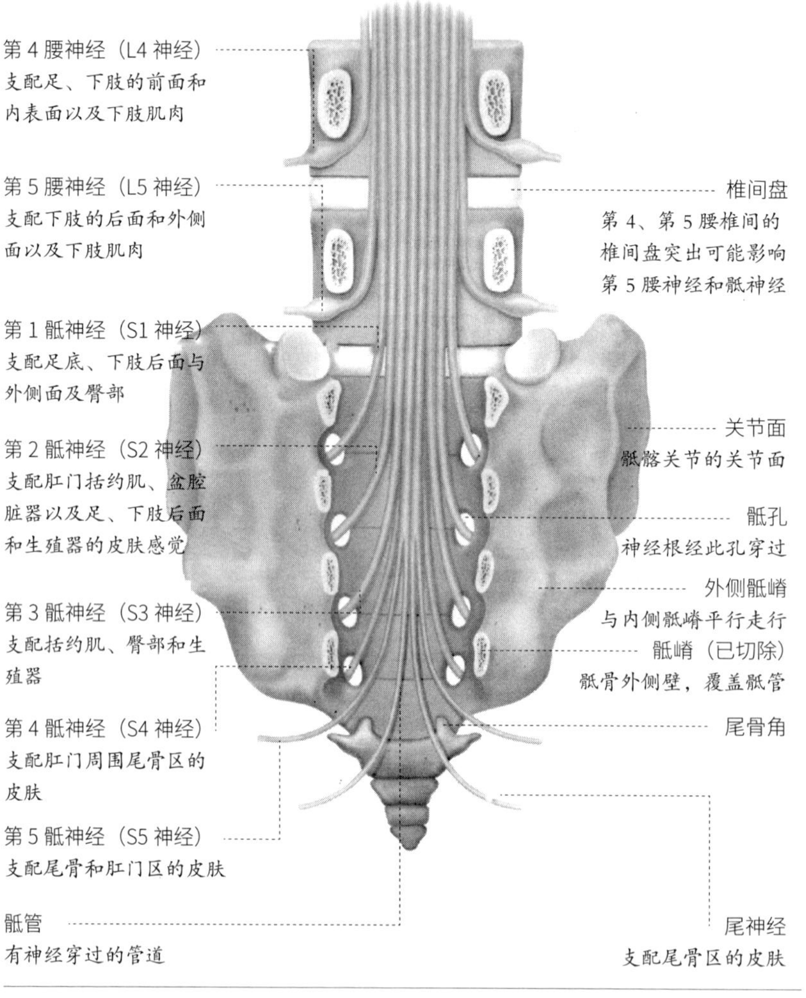
第 4 腰神经（L4 神经）
支配足、下肢的前面和内表面以及下肢肌肉
第 5 腰神经（L5 神经）
支配下肢的后面和外侧面以及下肢肌肉
第 1 骶神经（S1 神经）
支配足底、下肢后面与外侧面及臀部
第 2 骶神经（S2 神经）
支配肛门括约肌、盆腔脏器以及足、下肢后面和生殖器的皮肤感觉
第 3 骶神经（S3 神经）
支配括约肌、臀部和生殖器
第 4 骶神经（S4 神经）
支配肛门周围尾骨区的皮肤
第 5 骶神经（S5 神经）
支配尾骨和肛门区的皮肤
骶管
有神经穿过的管道
椎间盘
第 4、第 5 腰椎间的椎间盘突出可能影响第 5 腰神经和骶神经
关节面
骶髂关节的关节面
骶孔
神经根经此孔穿过
外侧骶嵴
与内侧骶嵴平行走行
骶嵴（已切除）
骶骨外侧壁，覆盖骶管
尾骨角
尾神经
支配尾骨区的皮肤

图 5.4 脊神经根

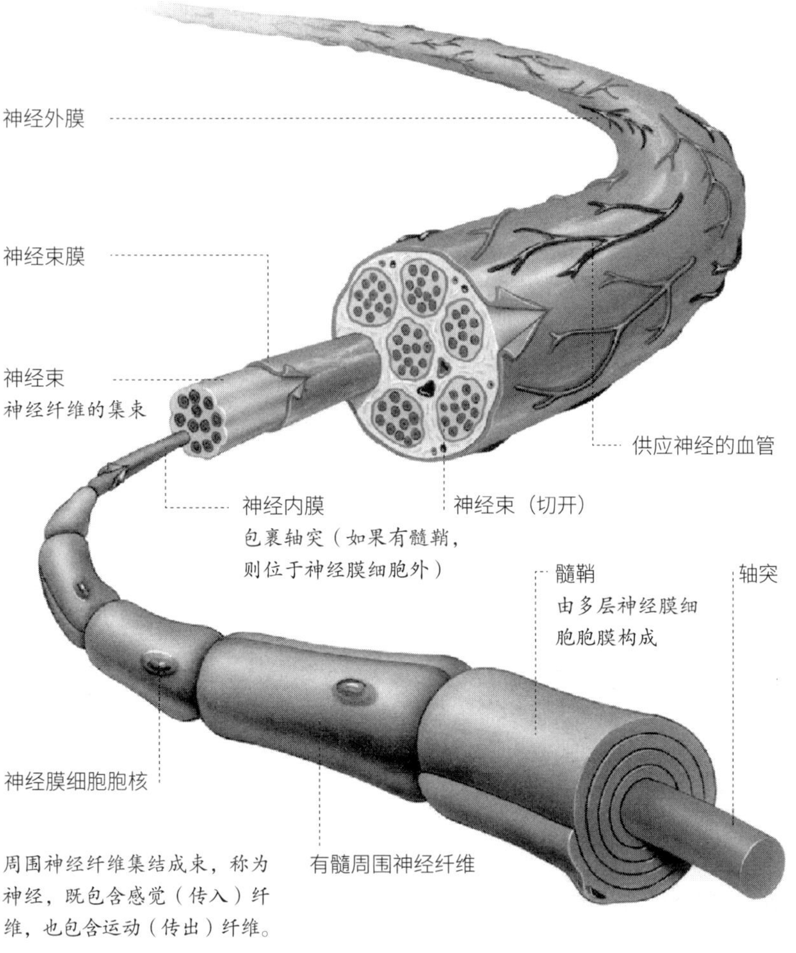

图 5.5　神经纤维的结构

二、瑜伽习练对神经系统的影响

“当神经系统清洁干净，再无杂质时，胜利的曙光得以显现……健康的容光熠熠生辉。”

在体式练习中，由多束小神经纤维集结而成的大神经因为伸拉而得到净化。体式帮助清除组织毒素，改善神经末梢之间及神经元突触间的神经传递。瑜伽练习可使人从容地应对压力，肌肉不再因中枢神经系统的反复示警而变得紧张。同时，危险状态下交感神经系统引发的非自主性生理反应，如心跳加速、出汗、焦虑等得到平复。

专注，是一种通过训练头脑对选定物体进行专注，使人不受焦虑等情绪干扰的方法。这种专注称为总持（Dharana）。不能专注的头脑，能量分散耗竭；而坚定的专注使头脑不受干扰，渐渐达到一种超然的状态，或者说对无关紧要的事物浑然不觉或者不为所动。这便是专注的精髓所在。养成专注的习惯与深呼吸练习都有镇定之效，对神经系统的效用很大。

深呼吸练习可以激发副交感神经系统，可能是因为规律性的横膈膜运动刺激了迷走神经的缘故，深呼吸练习所引发的放松反应，可缓解长期的压力。

瑜伽是一门科学，人们通过练习瑜伽休息术和冥想可以获得彻底的放松。并且，瑜伽练习教会习练者有意识地放松神经系统，也就是说，它会通过各种手段让习练者真正学会如何让整个神经系统休息与恢复。对于当今生活普遍压力巨大、神经系统饱受折磨的现代人而言，可谓是福音了。在身体脏器放松的同时，负责运作操控这些器官及身体各大系统的神经系统也得到了深度的放松。可以说，瑜伽是现代生活中人们减轻压力负担、舒缓身体系统的最佳选择。

唱诵可以改善人们对于当下的觉知度与专注度。大多数唱诵本身仅由很少的但多次重复的字词构成。反复吟唱的字和音能避免头脑惯性地沉迷于过去或是未来，因此唱诵可帮助头脑放松，远离消极负面的心态。每日练习唱诵可培养头脑的安静。

第三节　内分泌系统

一、内分泌系统概述

内分泌系统（如图 5.6 所示）是一个由内分泌腺体构成的系统，每一个内分泌腺体分泌出一种激素直接进入血液来调节身体。激素是由内分泌组织释放进入血液的物质（化学介质），在那里，激素作用于靶组

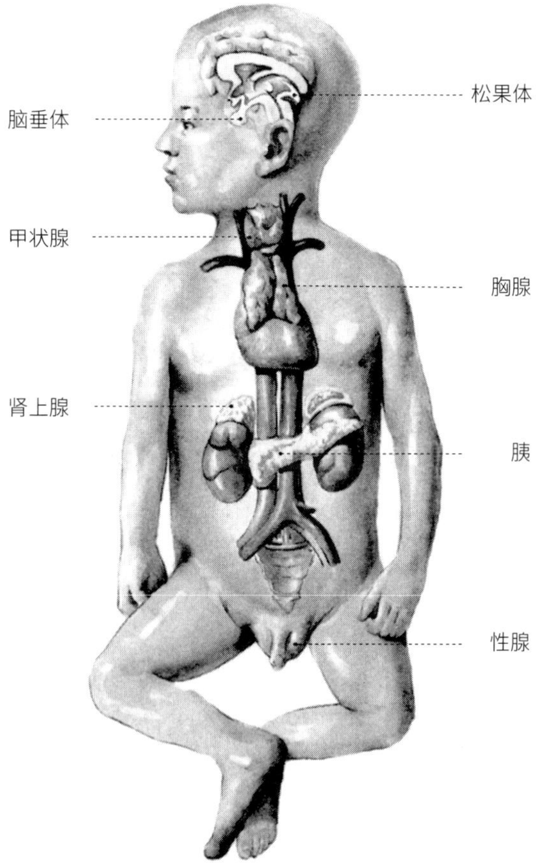

图 5.6　内分泌系统

织并且引发回应。激素调节人体的不同功能，包括新陈代谢、生长和发育、组织功能和情绪。因此，内分泌系统与保持体内平衡有关。内分泌系统包含的内分泌腺体有：下丘脑、松果体、脑垂体、甲状腺、胸腺、肾上腺、胰腺、睾丸（男性）或者卵巢（女性）。

1. 下丘脑

下丘脑位于丘脑沟下方，恰好在脑干上方。下丘脑作为桥梁通过脑垂体连接神经系统和内分泌系统，合成和分泌下丘脑释放激素，而这些激素又会反过来刺激或抑制脑垂体激素的分泌。下丘脑控制着体温、饥饿、口渴、疲劳、睡眠和昼夜节律的循环。

2. 松果体

松果体是一个位于中脑附近的小内分泌腺体。松果体产生 5– 羟色胺的衍生物褪黑激素。褪黑激素能影响人体对睡眠—觉醒周期的调节，预防飞行时差综合征，影响到人体受季节变化引发的功能失调，协调生育能力，以及使人进入深度的恬静睡眠。

松果体的形状像一个小的松果，故得此名。

3. 脑垂体

脑垂体位于颅腔内丘脑下部的腹侧，借垂体柄连于下丘脑，形态小如豌豆，被称为人体“内分泌腺体之首”，可以分泌九种激素来调控多个其他内分泌腺体的活动。

4. 甲状腺

甲状腺位于颈区气管之前、喉部以下，两侧叶分别位于气管两旁。其分泌的甲状腺素及降钙素，可用来调节能量消耗率及蛋白质合成率，调控人体对其他激素的敏感程度。这些激素调节着人体的新陈代谢水平，并影响到骨骼的生长以及体内其他系统的工作效率。

5. 胸腺

胸腺位于心脏之前、胸骨后方，由相同的左右两叶组成。它是具有免疫和内分泌功能的重要的淋巴器官。胸腺的重要职能在于产生并发育 T 淋巴细胞和 B 淋巴细胞。

6. 肾上腺

肾上腺位于两侧肾脏的上方，可生成肾上腺素与皮质醇，引发身体的压力应对反应，主要表现为：心跳加快，血压升高，血糖水平上升，以及交感神经系统引起的普遍反应。

7. 胰腺

胰腺位于腹腔内，它既是一个分泌包括胰岛素和胰高血糖素等重要激素的内分泌腺体，也是分泌消化液的消化器官。胰岛素和胰高血糖素都与控制血糖水平有关。

8. 睾丸（男性）卵巢（女性）

睾丸位于男性的阴囊内，左右各一，它们制造精子，分泌雄性激素，产生男性第二性征及性欲的萌动。

女性身体中有两个卵巢，这是卵子生成的地方。在卵子生成的不同阶段，两种主要的激素被分泌出来：雌性激素和孕激素。雌性激素主要负责女性第二性征的发育，孕激素则为女性身体怀孕做准备。

二、瑜伽习练对内分泌腺体的影响

内分泌系统在密切相关的身体与头脑之间居中调停。像恐惧与爱等各种情绪，既反映体内激素变化，又对激素水平有着巨大的影响。

1. 脑垂体

脑垂体作为人体内分泌腺体之首，直接受控于大脑，并起着调节其他内分泌腺体的作用。

瑜伽体式的头倒立就是针对脑垂体的最佳体式练习。

2. 甲状腺与甲状旁腺

甲状腺控制身体的基础代谢率和生长发育，而甲状旁腺调控血钙、血磷含量。这两个腺体在瑜伽肩倒立、犁式和鱼式中可以得到按摩。

3. 胸腺、胰腺和肾上腺

胸腺、胰腺和肾上腺分泌的激素是生命中不可或缺的，它们极大地影响着人的情感与身体状态。胰腺分泌胰岛素，用以调控身体血糖水平，脊柱扭转式和鱼王式可以促进胰腺的健康。站立前屈式充分张开、拉伸胰腺与肾上腺的区域，并向胸腺输送下行的血液，弓式与轮式在挤压胰腺和肾上腺的同时，打开并伸展了胸腺。

通过先打开之后再挤压的方式，上述腺体受到极大的激发，并由此促进它们产生的激素释放入血。

4. 女性性激素

卵巢是生成雌性激素的主要器官，雌激素可以调控女性生理周期、妊娠、哺乳，以及女性的体貌特征和性欲。

所有倒置体式，双腿打开的前屈体式、蝴蝶式、圣光调息、火的扩张，以及所有的呼吸控制法都有助于女性生殖系统的健康。

5. 男性性激素

睾丸是雄性激素睾酮生成的主要场所。

每日练习太阳致敬式、莲花坐、收腹收束、犁式、鱼式、倒箭式、肩倒立、头倒立、呼吸控制法和放松术，有助于平衡雄性激素水平，消除生殖系统的问题和紊乱。

第四节　骨骼系统

一、骨骼系统概述

骨骼系统构成身体的框架，支持着身体的肌肉和其他柔软部分，保护我们的大脑、脊柱、心脏和肺，协助身体各个部位及整个身体的行动，以及保持身体形态。

骨骼可分为两大部分：中轴骨骼和附肢骨骼。

1. 骨

骨是一种坚硬的结缔组织，神经和血管交错在其中。碳酸钙的沉积使骨骼很坚硬。

骨内有骨髓，给身体提供氧的血红细胞就是由某些骨骼内的红骨髓所生产出来的。

2. 中轴骨和附肢骨

中轴骨（80块）由脊柱（26块）、肋骨（12对）、胸骨和颅骨组成。

附肢骨（126块）由肩胛带（4块）、上肢骨（60块）、骨盆带（2块）以及下肢骨（60块）组成。

3. 脊柱

脊柱由33块椎骨组成。7节颈椎，12节胸椎和5节腰椎，再往下是融合的5块骶骨和4块尾骨。

4. 关节

人体骨骼的骨块之间的连接点叫作关节。根据其构成成分，骨连接主要可以分为三类：

①纤维关节——此类关节无活动性，如颅骨的骨缝。

②软骨关节——此类关节活动性小，如未融合前的胸骨的上下两部分。

③滑膜关节——此类关节活动性最大。在此类关节中，两骨间的连接部位被包裹在关节囊内，其表面由一种特殊的软骨——关节软骨所覆盖。滑膜衬贴于关节囊内，分泌滑液以使关节面之间的接触顺滑无碍。滑液是具有润滑功能的浅黄色黏稠液体。

滑膜关节主要包括以下几类：屈戌关节（或称滑车关节）、车轴关节和球窝关节。

二、瑜伽习练对骨骼系统的影响

众所周知，高冲击负重型运动方式，如慢跑和其他各种运动方式可以激发骨细胞的生长。然而不幸的是，随着时间的推移，这类运动常常会损坏关节，引发髋关节或膝关节的种种问题。

关节活动能增加关节的灵活性，消除关节内部的有害瓦塔，促进关节及周围的血液循环，改善关节滑液的健康，保持关节处肌肉的强健。

安排合理的瑜伽习练，既可带来与负重型运动方式同样的诸多益处，同时又可以避免其不利之处，也就是对关节的磨损。

瑜伽体式不仅可以作为一种高级的负重型练习，刺激骨骼组织，避免钙质流失，同时还促进关节滑液的流动和均匀分布，起到润滑关节的作用。像慢跑、跳舞、举重、球类项目等其他健身形式，虽也可强健骨骼，但同时可能会导致肌肉系统进一步失衡。与此不同的是，瑜伽体式在强化骨骼的同时还能平衡肌肉系统。获得平衡之后的肌肉系统会带动骨骼系统回归正位，因此，由于关节磨损而造成关节炎的风险大大降低。

在瑜伽习练中，人的整个身体都参与负重。在负重型的站立体式中、在倒置体式以及如下犬式之类的半倒置体式中、在强烈的后弯体式及各类手臂支撑的体式中，重量会均匀有序地分布于手、腕、臂、上半身、头、颈、脚与双腿。

瑜伽的习练是循序渐进的。在身体力量逐渐增强，体式保持时间逐渐延长的过程中，骨骼承受的重量是安全有度、逐步增加的。在强化身体力量的同时，瑜伽体式同时还注重加强髋关节、肩关节的灵活性，消除关节僵紧现象，给全身都带来灵活与柔韧。瑜伽练习可以预防甚至逆转骨骼疾病和骨骼老化的最为显著的症状：弯腰驼背。身高变矮不总是由骨质流失所致。常年的不良姿态、伸展练习的缺乏，同样也会引发身高变矮现象。即便骨密度本身良好，但由于椎间盘的萎缩变小也可能使身高缩水。瑜伽练习有助于维持或扩大充盈椎骨间的空隙。

依靠手臂及脊柱上段受力的承重类体式，像板式、下犬式、手倒立及其他负重倒置类体式，可以保持脊柱上段的强健。

瑜伽与那些紧缩身体、磨损关节的其他承重类健身方式的不同之处在于，瑜伽练习在增加关节灵活性的同时，还可通过对关节内部的按摩来“润滑”关节。

坐立体式有助于保持髋关节的健康，因坐立体式要求髋关节有很大的活动幅度，因此这类练习可提高髋关节灵活性。

瑜伽练习提高人体的平衡感与协调性，通过练习一系列的动作所培养出的敏捷与灵活，帮助身体保持稳定、防止跌倒。

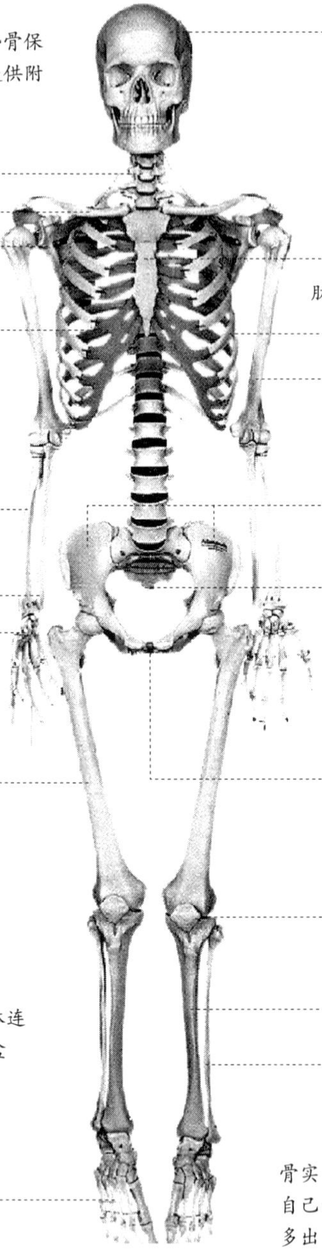
中轴骨骼
颅骨、脊柱和胸廓。这些骨保护内部器官，也为肌肉提供附着点
颅骨
保护脑和脊髓上段
颈椎
肩胛带
锁骨
肩胛骨
胸骨
肋骨与胸骨相连的部位有软骨
肋软骨
有助于保持胸壁的弹性
肋骨
肱骨
是上肢最大的骨，与肩胛骨形成肩关节
桡骨
桡骨头与肱骨相关节
髋骨
尺骨
骶骨
腕骨
手腕的骨与掌骨、尺骨和桡骨相关节
股骨
耻骨联合
髌骨
提供保护
附属骨骼
包括肢体的骨以及将肢体连于中轴骨的肩胛带和骨盆
胫骨
腓骨
与胫骨相关节
跖骨
骨实际上是活的组织——骨骼有自己的血供和神经支配。每周有多出 5% 的骨细胞进行更新。

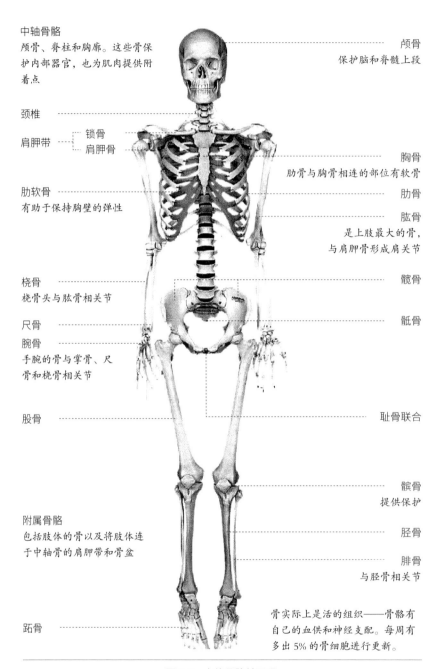

图 5.7　人体骨骼前面观

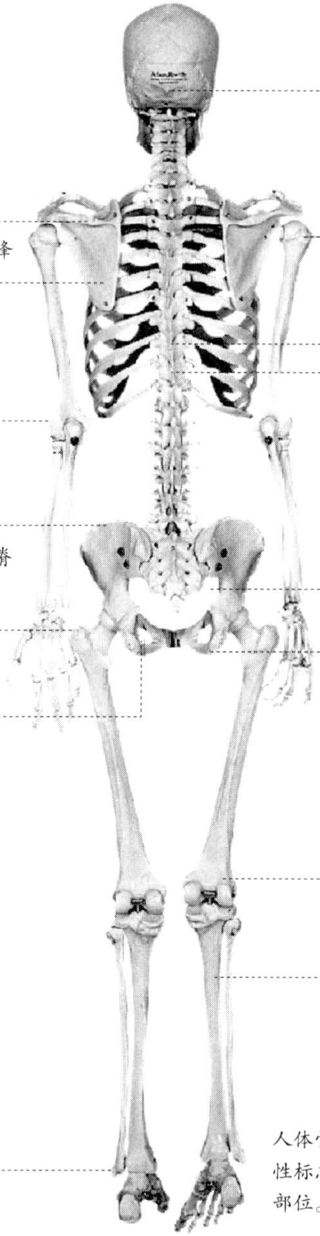
枕外隆凸
这一突起通常易于摸到
肩胛冈
厚的骨嵴，延续至肩峰
肩胛骨冈下窝
肱骨大结节
肱骨外侧隆起的部位
椎骨棘突
肱骨外上髁
肘关节部分屈曲时
可以摸到
髂嵴
构成扇形髂骨边缘的嵴
坐骨大切迹
坐骨的深凹陷
股骨大转子
股骨上方的突起
坐骨结节
坐骨的突起
闭孔
髋骨上的大孔
股骨外侧髁
胫骨比目鱼肌线
沿胫骨斜行的粗糙的嵴
腓骨外踝
腓骨外侧下端突起
人体骨骼中很少有光滑的部位，粗糙性标志通常位于肌腱、韧带和附着的部位。

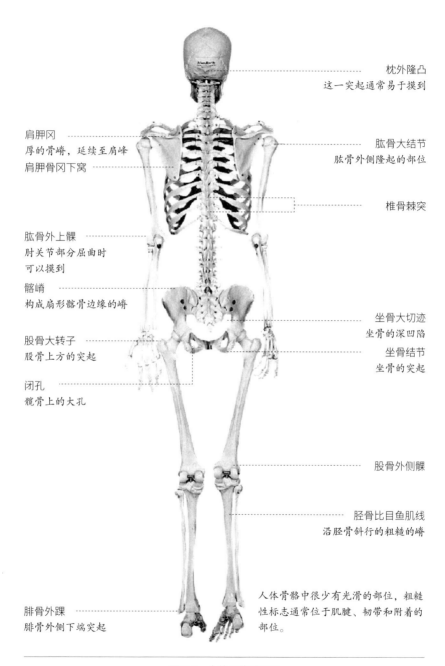

图 5.8 人体骨骼后面观

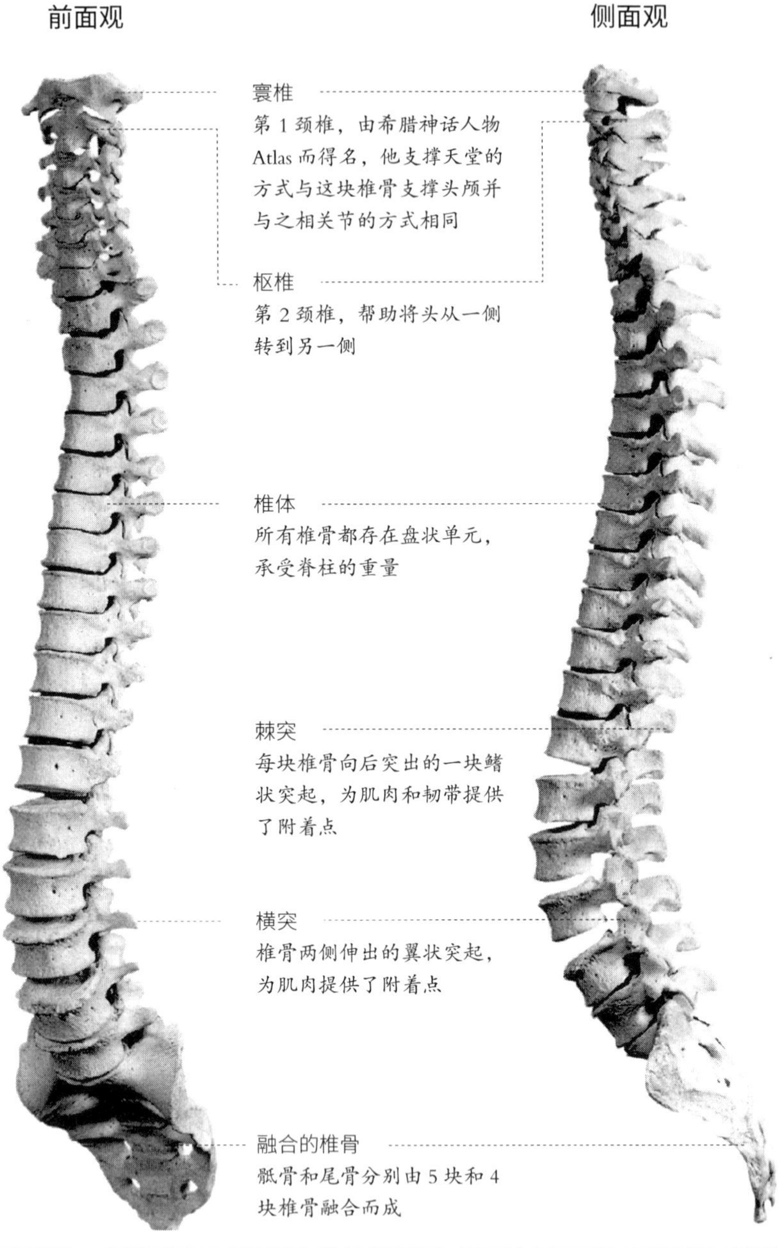
前面观
侧面观
寰椎
第1颈椎，由希腊神话人物Atlas而得名，他支撑天堂的方式与这块椎骨支撑头颅并与之相关节的方式相同
枢椎
第2颈椎，帮助将头从一侧转到另一侧
椎体
所有椎骨都存在盘状单元，承受脊柱的重量
棘突
每块椎骨向后突出的一块鳍状突起，为肌肉和韧带提供了附着点
横突
椎骨两侧伸出的翼状突起，为肌肉提供了附着点
融合的椎骨
骶骨和尾骨分别由5块和4块椎骨融合而成

图 5.9　脊柱

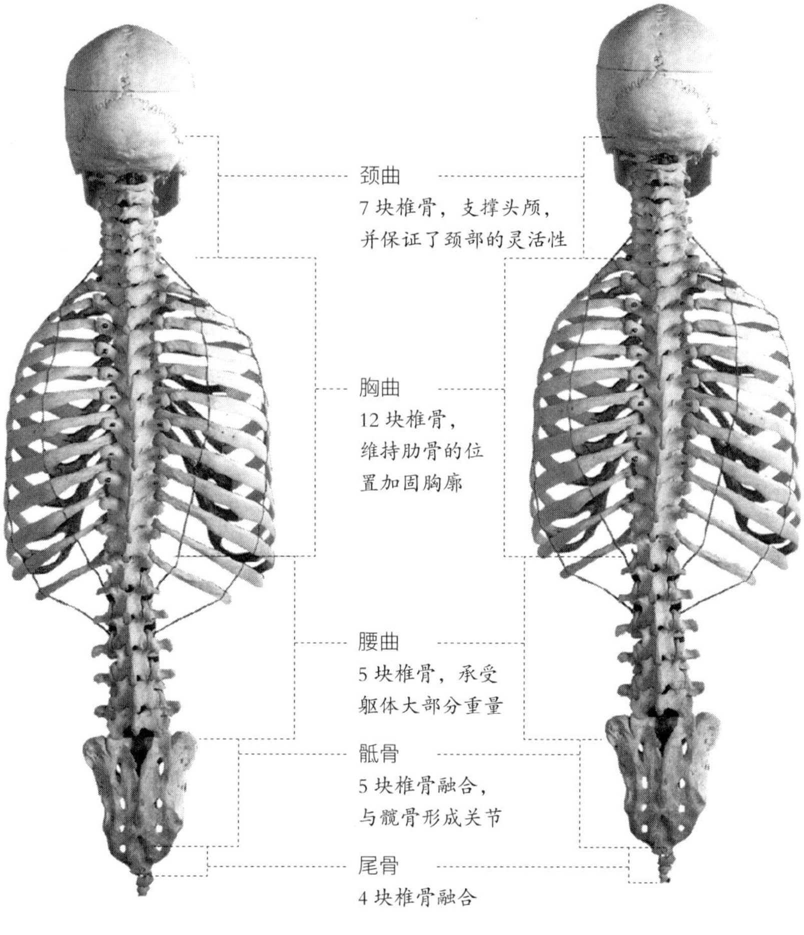
颈曲
7 块椎骨，支撑头颅，
并保证了颈部的灵活性
胸曲
12 块椎骨，
维持肋骨的位
置加固胸廓
腰曲
5 块椎骨，承受
躯体大部分重量
骶骨
5 块椎骨融合，
与髋骨形成关节
尾骨
4 块椎骨融合

图 5.10 椎骨的连接

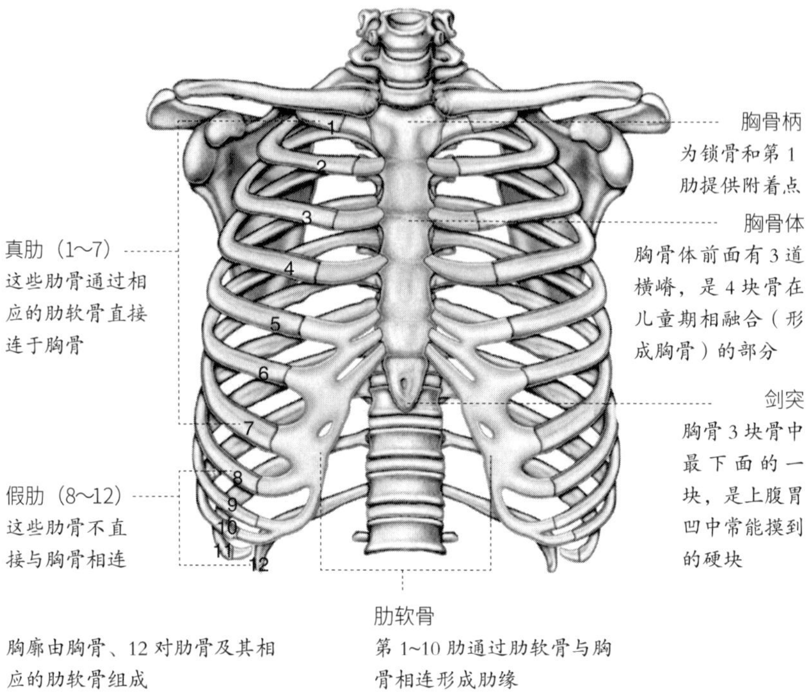
胸骨柄
为锁骨和第 1 肋提供附着点
胸骨体
胸骨体前面有 3 道横嵴，是 4 块骨在儿童期相融合（形成胸骨）的部分
剑突
胸骨 3 块骨中最下面的一块，是上腹胃凹中常能摸到的硬块
真肋（1~7）
这些肋骨通过相应的肋软骨直接连于胸骨
假肋（8~12）
这些肋骨不直接与胸骨相连
1
2
3
4
5
6
7
8
9
10
11
12
肋软骨
第 1~10 肋通过肋软骨与胸骨相连形成肋缘
胸廓由胸骨、12 对肋骨及其相应的肋软骨组成

图 5.11 胸廓

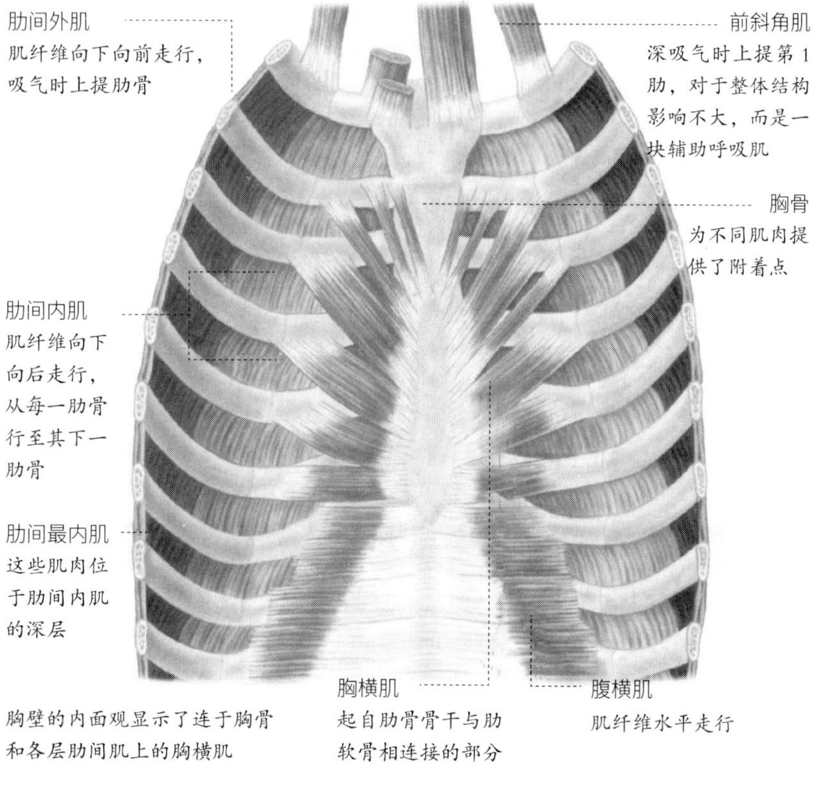
肋间外肌
肌纤维向下向前走行，吸气时上提肋骨
前斜角肌
深吸气时上提第1肋，对于整体结构影响不大，而是一块辅助呼吸肌
胸骨
为不同肌肉提供了附着点
肋间内肌
肌纤维向下向后走行，从每一肋骨行至其下一肋骨
肋间最内肌
这些肌肉位于肋间内肌的深层
胸横肌
起自肋骨骨干与肋软骨相连接的部分
腹横肌
肌纤维水平走行
胸壁的内面观显示了连于胸骨和各层肋间肌上的胸横肌

图 5.12　胸壁内面观

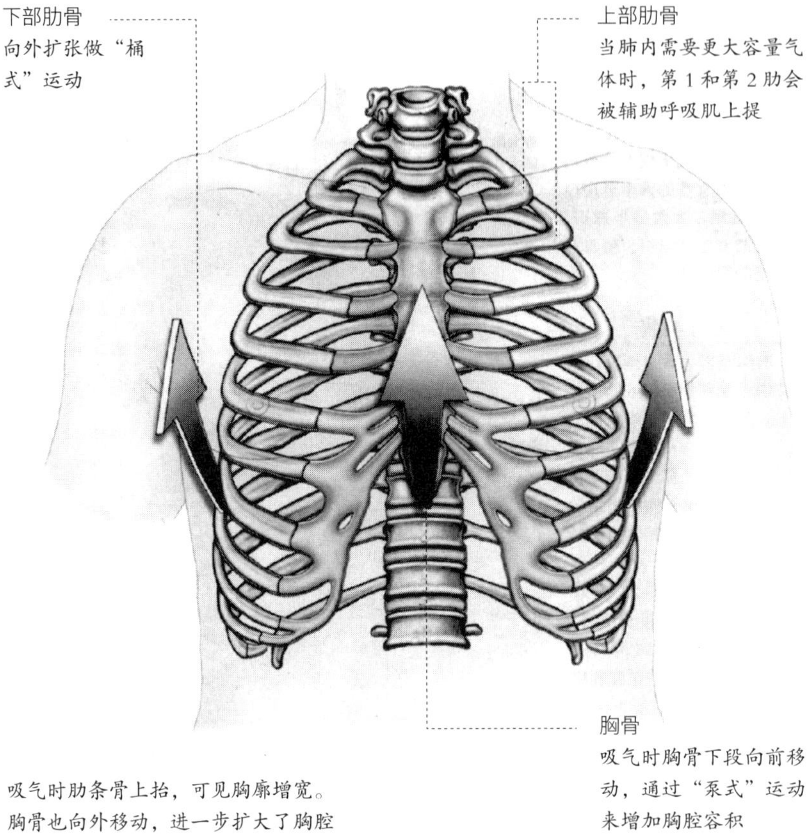

下部肋骨
向外扩张做“桶式”运动
上部肋骨
当肺内需要更大容量气体时，第1和第2肋会被辅助呼吸肌上提
胸骨
吸气时胸骨下段向前移动，通过“泵式”运动来增加胸腔容积
吸气时肋条骨上抬，可见胸廓增宽。胸骨也向外移动，进一步扩大了胸腔

图 5.13　深吸气时的胸廓

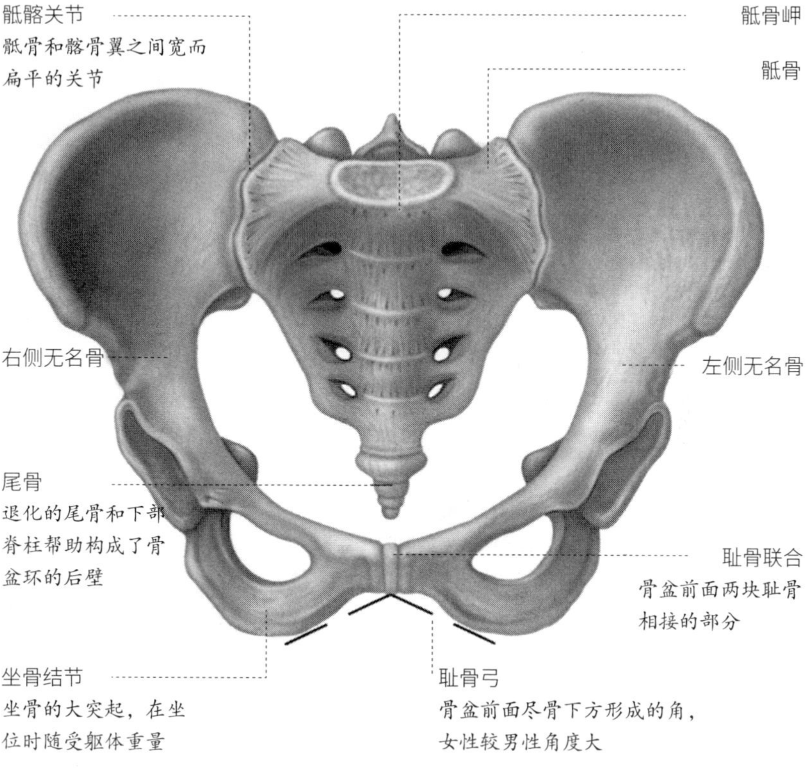
骶髂关节
骶骨和髂骨翼之间宽而
扁平的关节
骶骨岬
骶骨
右侧无名骨
左侧无名骨
尾骨
退化的尾骨和下部
脊柱帮助构成了骨
盆环的后壁
耻骨联合
骨盆前面两块耻骨
相接的部分
坐骨结节
坐骨的大突起，在坐
位时随受躯体重量
耻骨弓
骨盆前面尽骨下方形成的角，
女性较男性角度大

图 5.14　成年女性骨盆前面观

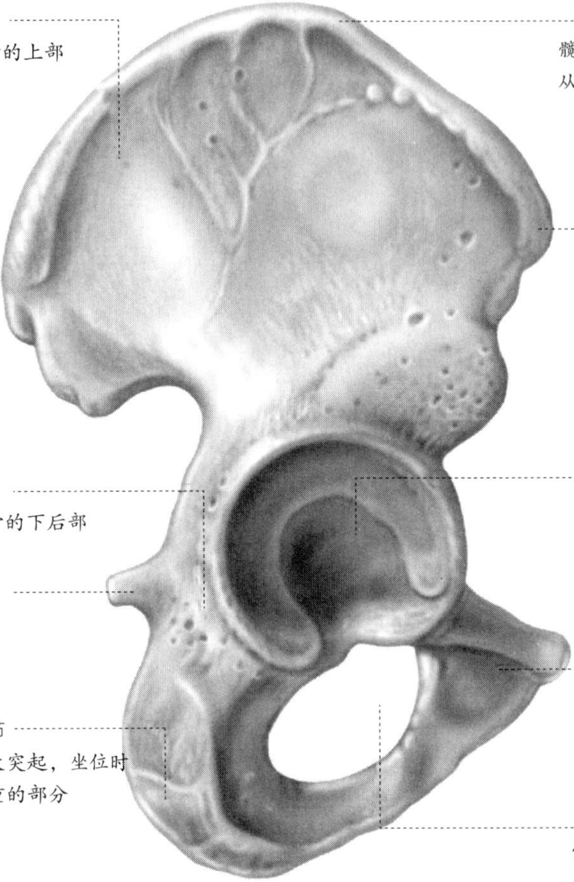
髂骨
构成髋骨的上部
髂嵴
髋骨突起的上缘，
从髂前上棘后走行
髂前上棘
髂骨的骨突，
为大腿前面
的缝匠肌和
腹股沟区的
腹股沟韧带
提供附着点
坐骨
构成髋骨的下后部
髋臼
容纳股骨头的
杯形凹陷，二
者形成髋关节
坐骨棘
耻骨
构成髋骨的下
前部
坐骨结节
坐骨的大突起，坐位时
骨盆承重的部分
闭孔
髋骨下部的大孔，
几乎完全被纤维
结缔组织层覆盖

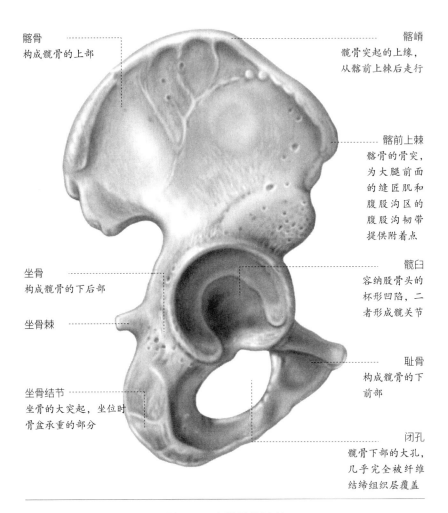

图 5.15　右髋骨外侧观

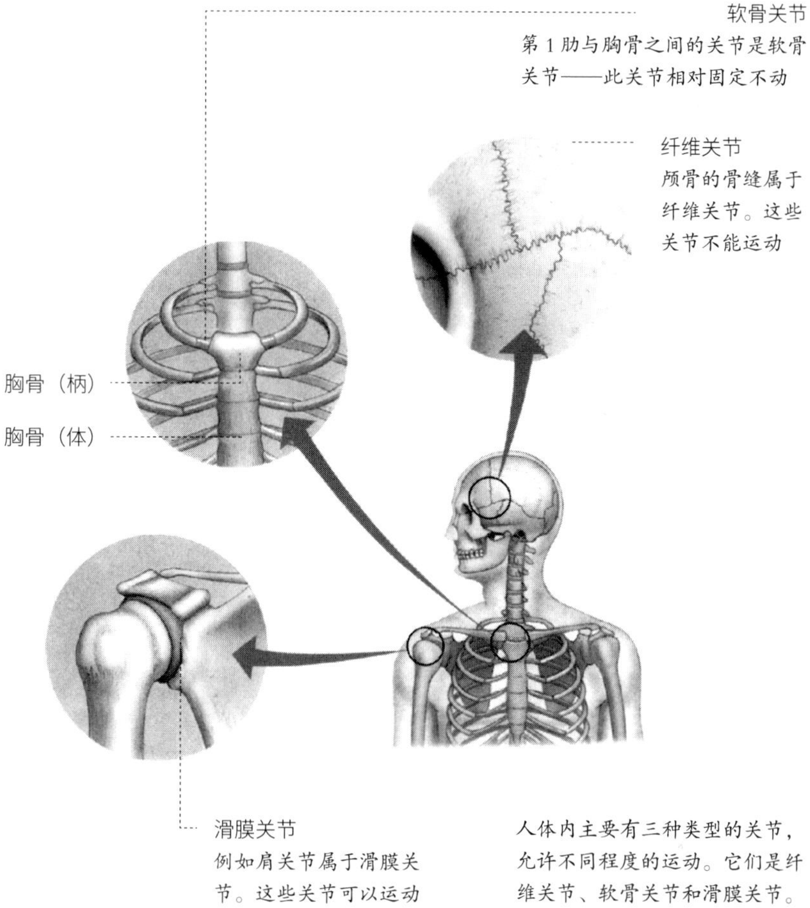
软骨关节
第 1 肋与胸骨之间的关节是软骨关节——此关节相对固定不动
纤维关节
颅骨的骨缝属于纤维关节。这些关节不能运动
胸骨（柄）
胸骨（体）
滑膜关节
例如肩关节属于滑膜关节。这些关节可以运动
人体内主要有三种类型的关节，允许不同程度的运动。它们是纤维关节、软骨关节和滑膜关节。

图 5.16　关节的类型

第五节 肌肉系统

一、肌肉系统概述

所有生物的运动都是由于肌肉的收缩产生的。

肌肉是特殊的组织，它可以将化学能量转化为机械能和动力。肌肉系统的主要功能是：移动、运动、姿势的形成与维持、辅助血液循环，呼吸、保护和支撑内脏、产生动力，以及促成消化功能、排泄功能、泌尿功能和生育过程。

肌肉主要分为三大类：骨骼肌、心肌和平滑肌。

1. 骨骼肌

骨骼肌在肌腱的帮助下附着于骨骼和软骨上。肌腱是坚韧的结缔组织纤维束，位于肌肉束末端。这些肌肉受人的意志控制，所以也被称为随意肌。每一块肌肉都是由聚合成束的细长肌肉纤维组成。

（1）膈

膈是人体中最重要的骨骼肌之一，作为胸腔和腹腔之间的间隔分割胸腔和腹腔，它是一片穹隆形的随意肌。

膈是首要的呼吸肌。

（2）腹直肌

腹直肌是在腹部前侧的带状骨骼肌，参与构成腹壁。它们分列于腹前壁正中线左右两侧，纵向延伸。

腹直肌和其他的肌肉一起支撑内脏，把这些内脏器官固定在各自的位置上。

2. 心肌

心肌是一块非随意肌，只为心脏工作，其工作完全独立于人的意志。这意味着我们不能按自己的意志对其进行直接控制。心肌通常自发地进行收缩并且持续进行有节律的收缩。

3. 平滑肌

平滑肌也是一块非随意肌，不在人的意志控制下进行工作，它是由自主神经系统和其自身牵张反射机制控制的。

平滑肌形成中空内脏器官，比如胃、肠、膀胱和子宫。这种肌纤维细胞大而细长，呈纺锤形，中心有一椭圆形细胞核。它的收缩和放松都非常缓慢，但是却很有力。

二、瑜伽习练对肌肉系统的影响

瑜伽练习给肌肉以良好的弹性和张力，在增加肌肉力量的同时，也提高了肌肉的柔韧性。瑜伽体式有助于消除肌肉的疲劳感、紧张感。

情绪的冲击会极大地影响到肌肉张力，肌肉张力的失衡又会扰乱整个身体的机能。以放松的方式练习体式可增进神经系统与肌肉系统之间的功能协调性，进而可以纠正肌肉张力，平衡情绪。

不要在体式中挣扎或较劲，以便减少身体能量的耗损。应以平和的心态与松静的方式去练习体式。

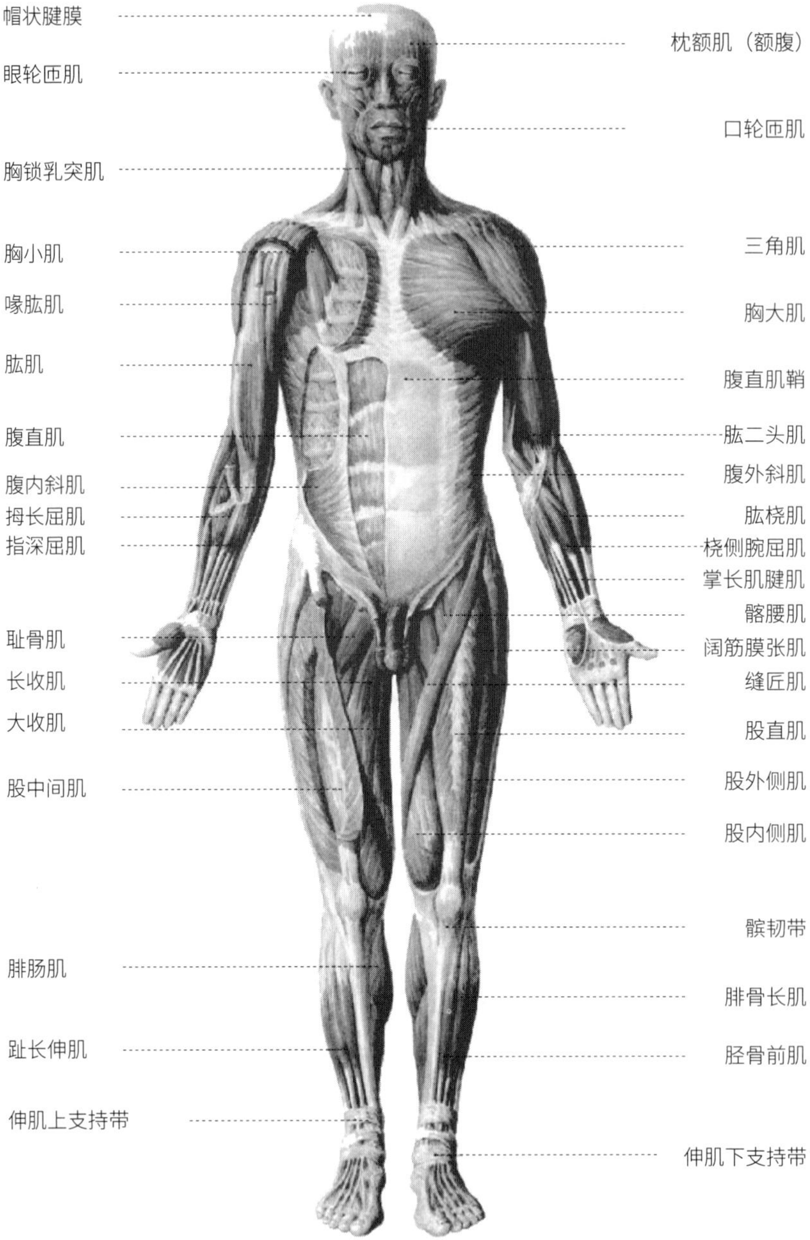
帽状腱膜
眼轮匝肌
胸锁乳突肌
胸小肌
喙肱肌
肱肌
腹直肌
腹内斜肌
拇长屈肌
指深屈肌
耻骨肌
长收肌
大收肌
股中间肌
腓肠肌
趾长伸肌
伸肌上支持带
枕额肌（额腹）
口轮匝肌
三角肌
胸大肌
腹直肌鞘
肱二头肌
腹外斜肌
肱桡肌
桡侧腕屈肌
掌长肌腱肌
髂腰肌
阔筋膜张肌
缝匠肌
股直肌
股外侧肌
股内侧肌
髌韧带
腓骨长肌
胫骨前肌
伸肌下支持带

图 5.17　全身肌肉前面观

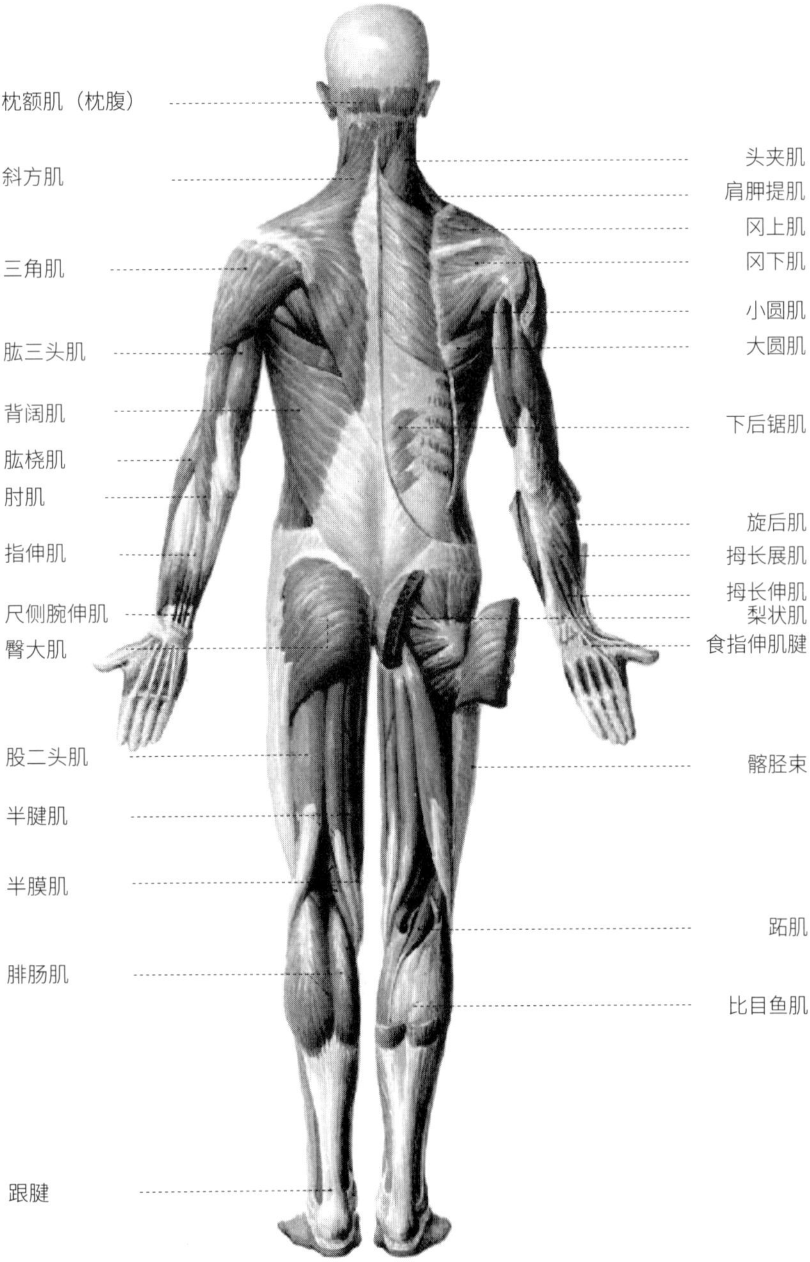
枕额肌（枕腹）
斜方肌
三角肌
肱三头肌
背阔肌
肱桡肌
肘肌
指伸肌
尺侧腕伸肌
臀大肌
股二头肌
半腱肌
半膜肌
腓肠肌
跟腱
头夹肌
肩胛提肌
冈上肌
冈下肌
小圆肌
大圆肌
下后锯肌
旋后肌
拇长展肌
拇长伸肌
梨状肌
食指伸肌腱
髂胫束
跖肌
比目鱼肌

图 5.18　全身肌肉后面观

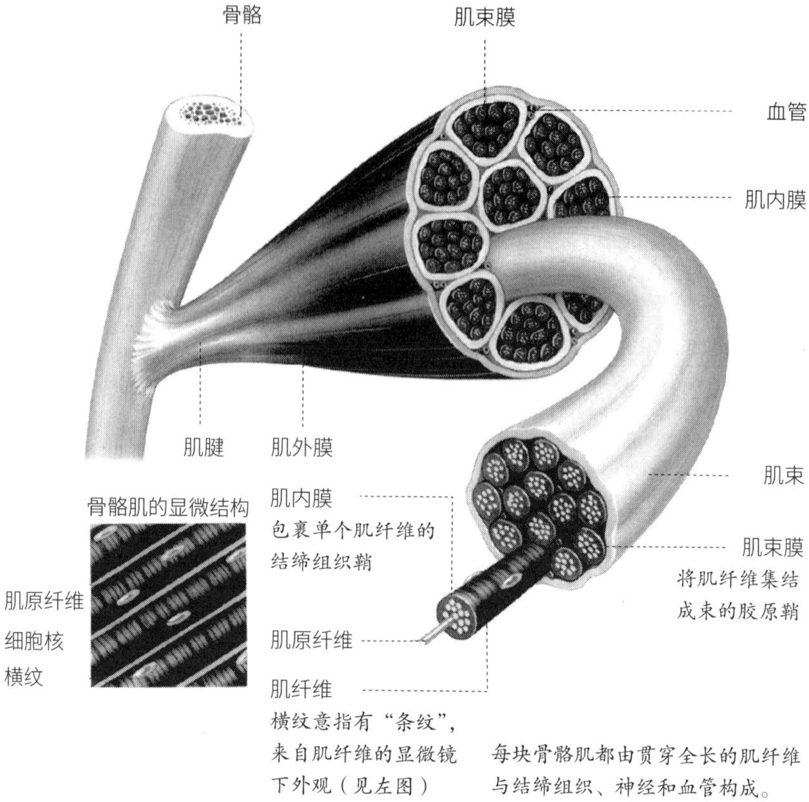

图 5.19　骨骼肌的结构

第六节　呼吸系统

一、呼吸系统概述

呼吸系统是一个器官解剖系统，该系统由外部吸入气体到体内并且进行气体交换。

呼吸包括两个过程：血液和肺部之间的气体交换（氧气和二氧化碳）以及血液和身体细胞之间的气体交换。这种呼吸过程使新鲜的氧气分子进入血流，与此同时血液中聚集的二氧化碳分子被带出。

从解剖学的角度来说，呼吸系统可分为三大部分——位于呼吸道上段的上呼吸道、位于呼吸道下段的下呼吸道以及作为呼吸器官的肺。

1. 上呼吸道

上呼吸道的主要构成有：鼻腔、咽、喉。

（1）鼻腔

鼻腔是鼻子里面大而空的空间。鼻腔内覆盖着一层分泌鼻腔黏液的黏膜。我们通常的呼吸主要是通过鼻腔进行的。在吸气过程中，鼻腔黏液和鼻毛一起阻挡随吸气进入鼻腔的灰尘和颗粒物，并且，鼻腔黏液还有湿润吸入的气体的功能。

（2）咽和喉

经过鼻腔之后，吸入的气体进入咽。咽是食物与空气进入身体的必经通道。但扁平如叶状的会厌能防止食物与空气一同由咽入喉。

喉，位于咽的下端，也称为声门，是一个由致密结缔组织固定在一起的、由多个软骨片构成的盒状结构，下接气管。

2. 下呼吸道

下呼吸道的构成：气管、主支气管、小支气管、细支气管、肺（肺泡管和肺泡）。

（1）气管

气管位于喉的下部，是气体进出左右肺所途经的管道。其管腔内壁衬以黏膜，表面覆盖纤毛上皮，能将尘垢垃圾排出，以净化吸入的气体，保护肺脏与深层的气道。

（2）主支气管、小支气管和细支气管

气管作为单一宽直径管道，沿着身体中线向下延展。在气管底部，分成两个主要的分支，被称为左、右主支气管。主支气管的结构和气管的结构一样。

两条主支气管进入肺部后不断分支为更为细小的支气管，每条最终分支可达到24级。

在反复分支的过程中，随着支气管变得越来越细小，构成管壁的软骨、纤毛与黏液逐步减少直至消失，最终分级到直径小于1毫米的终末细支气管。细支气管的管壁结构与较粗大的支气管不同。

（3）肺（肺泡管和肺泡）

肺泡管是肺内各级分支中的终末管道。肺泡管分叉并延变成肺泡囊。一个肺泡囊由一组相邻的肺泡围成。在我们的两个肺中，有大约3亿个肺泡。薄薄的泡壁仅由与毛细血管基膜紧密相连的单层细胞构成，使氧气分子与二氧化碳分子能自如渗透肺泡壁进行气体交换。

3. 正常呼吸的顺序

吸气，胸腔扩张→气体进入肺泡→氧气从肺泡进入毛细血管→氧气和血红蛋白结合→富氧血呈现鲜红色→血液流回心脏→心脏泵出富氧血；经由血管运送到机体组织中→组织细胞排出二氧化碳（一种代谢废物）并从血液中吸入氧气→缺氧血呈现暗红色→血液通过血管重回心脏→心脏把血液送向肺→二氧化碳从血液到达肺泡；进入空气→下一次吸气，周而复始，循环往复。

二、瑜伽习练对呼吸系统的影响

瑜伽坚信，只有非强迫的自如的呼吸方式才能为大脑充分供氧，提高警觉度，改善大脑的功能；身体系统供氧增多，能提高系统的工作效率。瑜伽还可以确保那些促进身体柔韧性的神经能获得充足的营养和氧气。

瑜伽式呼吸也称作完全式呼吸，这种呼吸方式可以缓解紧张状态，而瑜伽放松术可以增强免疫协同作用。这些练习平衡体内各种能量的运行，以便产生最大的益处。呼吸控制法的练习可以有效地调节情绪，摆脱低迷的精神状态，降低压力水平，帮助易焦虑且易涣散的头脑变得更平静。

完全式呼吸为身体带来更多能量。呼吸越是深长，进入细胞的氧气就越多；供氧量的提高能直接作用于大脑，使脑组织高效运转。完全式呼吸使思维更加清晰。相对而言，大脑对氧气的需求量是身体其他部位需氧量的 3 倍，相当于全身耗氧总量的 25%。完全式呼吸提倡充分利用肺内空间，强化免疫系统，降低心率。完全式呼吸能使人放松，提高晚间的睡眠质量，是绝佳的应对压力的方法。

呼吸控制法可以改变习练者的人生。呼吸控制法使人青春永驻，身体柔韧、苗条而又能量充沛。头脑在呼吸练习中逐步安定。增加到身体里的能量 / 氧气越多，身心愉悦安康的感受就越是强烈。呼吸控制法为放松术、专注练习及冥想打好了基础。各个不同的呼吸控制法，不论热性的或凉性的，因其对身体作用的不同，可用于应对不同的呼吸系统疾病，如鼻窦问题、哮喘、呼吸短促、过敏症等。

清洁法清除肺部多余黏液，使呼吸更加通畅自如。

所有后弯体式都能调整横膈膜的运动方式，使肺脏在胸廓中有更多的扩张空间。

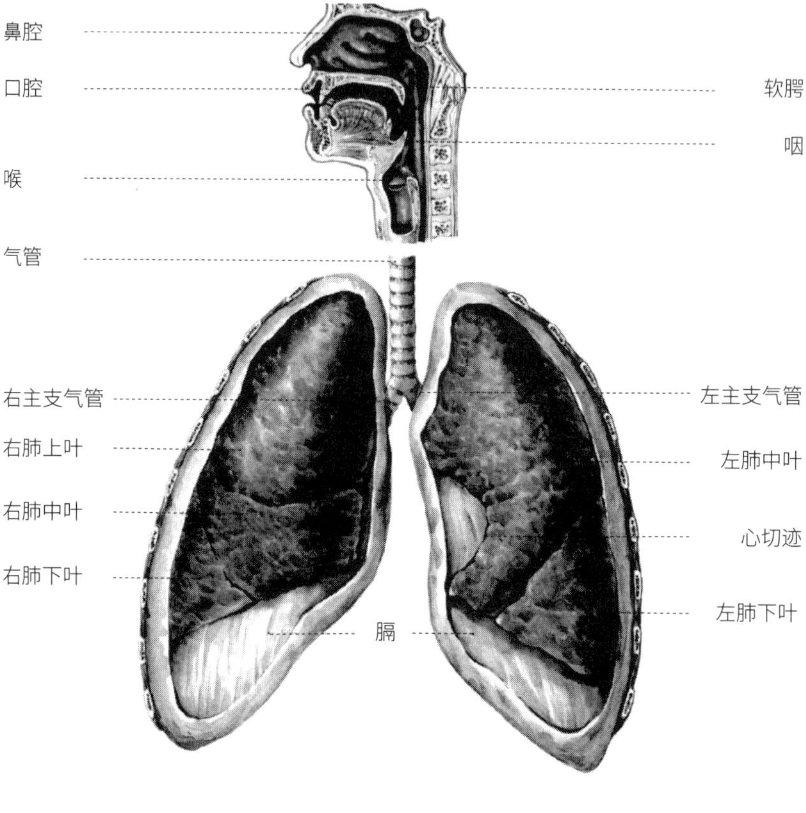
鼻腔
口腔
软腭
咽
喉
气管
右主支气管
左主支气管
右肺上叶
左肺中叶
右肺中叶
心切迹
右肺下叶
左肺下叶
膈

图 5.20　呼吸系统全貌

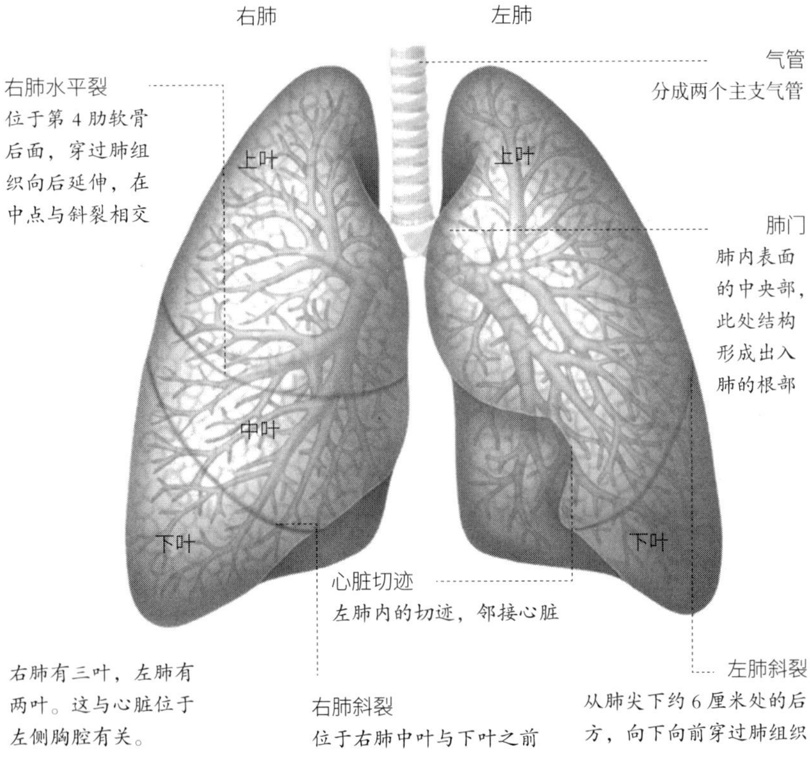
右肺
左肺
气管
分成两个主支气管
右肺水平裂
位于第 4 肋软骨后面，穿过肺组织向后延伸，在中点与斜裂相交
上叶
上叶
肺门
肺内表面的中央部，此处结构形成出入肺的根部
中叶
下叶
下叶
心脏切迹
左肺内的切迹，邻接心脏
右肺有三叶，左肺有两叶。这与心脏位于左侧胸腔有关。
左肺斜裂
从肺尖下约 6 厘米处的后方，向下向前穿过肺组织
右肺斜裂
位于右肺中叶与下叶之前

图 5.21　肺的前面观

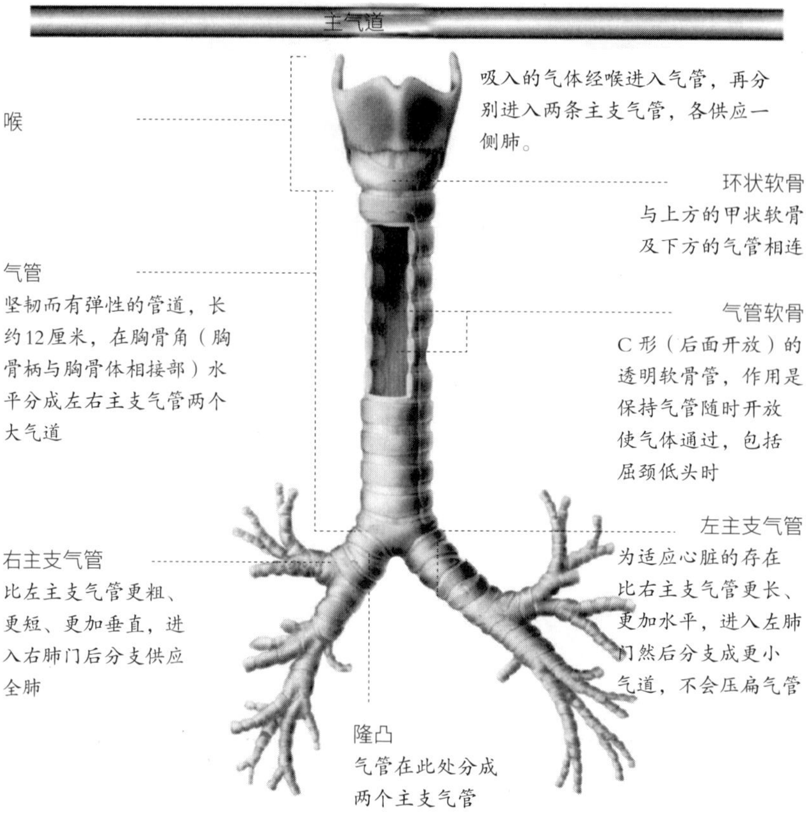
主气道
喉
吸入的气体经喉进入气管，再分别进入两条主支气管，各供应一侧肺。
环状软骨
与上方的甲状软骨及下方的气管相连
气管
坚韧而有弹性的管道，长约12厘米，在胸骨角（胸骨柄与胸骨体相接部）水平分成左右主支气管两个大气道
气管软骨
C形（后面开放）的透明软骨管，作用是保持气管随时开放使气体通过，包括屈颈低头时
右主支气管
比左主支气管更粗、更短、更加垂直，进入右肺门后分支供应全肺
左主支气管
为适应心脏的存在比右主支气管更长、更加水平，进入左肺门然后分支成更小气道，不会压扁气管
隆凸
气管在此处分成两个主支气管

图 5.22 呼吸道（主气道）

第七节 消化系统

一、消化系统概述

消化系统由消化道和附属消化器官组成。该系统从外界获取食物，

为身体细胞提供养分。它的主要功能就是摄食——即摄入食物，包括咀嚼和吞咽；消化——食物被分解成简单的小分子以便进入血液；吸收——经过消化的物质（简单的小分子物质）进入血液；同化——食物抵达目的地，被吸收进入细胞，用于不同的细胞功能。

1. 消化道

消化道是一条起自口腔终于肛门的长而弯曲的肌性管道，它连接着一系列中空的器官，包括口腔、咽、食管、胃、小肠、大肠等。

（1）口腔

食物从口腔被摄入时，消化过程就开始进行了。在口腔内食物被咀嚼，然后经过咀嚼的食物和唾液相混合。唾液里含有名为唾液淀粉酶的消化酶将淀粉转化为可溶性糖。

（2）咽

咽是从口腔连接到食管的肌性管道。食物经过充分咀嚼后形成食团，肌肉收缩，食团经舌根进入咽部。

（3）食道

食道是上连咽部下接胃部的 25 ～ 30 厘米长的肌性管道。食物经咀嚼进入咽，食道上端的括约肌放松，打开食道，肌肉收缩，把食物向下推动。5 ～ 10 秒后，食物抵达食道的底端，在此处另一括约肌放松，让食物进入胃部。

（4）胃

胃是位于食道和小肠之间的囊状器官。胃的内壁上有很多分泌胃酸、消化酶和黏液的腺体。在胃里，消化腺分泌的胃酸和胃液将食物转化为浓稠的酸性液体。消化液中含有两种酶：将蛋白质转化为消化蛋白质的胃蛋白酶和只负责凝乳的凝乳酶原。胃酸无任何消化作用，只是起到杀菌和促进前两种酶的分解作用。

（5）小肠

经连接胃部和小肠的括约肌——幽门之后，半消化的食物（也叫作食糜），便进入了小肠。大部分的消化和吸收过程都是在小肠内完成的。在小肠内，食物被完全消化，大部分被吸收进入血液，循环到身体各个部位。

（6）大肠

大肠位于消化道的下段，液态食物残渣经小肠进入大肠。在大肠内，残渣在向直肠运行的过程中，其中大部分的水分都被吸收，余下的被转化成半固体的粪便从肛门排出。

（7）肛门

肛门位于与口腔相反的一端，是消化道另一端的开口。其主要功能是控制排便，排出的是消化过程中产生的身体不需要的半固体物质、未消化的食物成分如纤维等，及黏膜上脱落的老化细胞。

2. 消化腺

不同的消化腺分泌不同的消化液辅助消化。主要的消化腺包括：唾液腺、胰腺、肝以及胆囊。

（1）唾液腺

唾液腺是位于口腔内的、首先发挥作用的消化腺体。这些腺体分泌的唾液包含一种酶，它能将食物中的淀粉分解成更小的分子。酶是一种可以加速体内化学反应的物质。

（2）胰腺

胰腺横卧于胃的后方，是一个具有双重功能的腺体。其外分泌功能的部分负责分泌胰液，胰液通过胰管进入小肠，帮助消化碳水化合物、脂肪和蛋白质；胰腺的内分泌部分由许多叫作胰岛的、大小不同形状不定的细胞团组成。胰岛分泌胰岛素和胰高血糖素，这两种激素影响着身体对糖的利用。

（3）肝脏

肝是人体最大的器官，位于腹腔右侧横膈膜的下方。它的主要功能是分泌胆汁，胆汁通过胆囊进入小肠，帮助食物中脂肪的消化。肝还负责储存糖原。糖原是一种淀粉质，在身体需要额外能量的时候可以被转化成糖。

（4）胆囊

胆囊是位于肝脏下方的梨形囊状腺体，它贮存肝所分泌的胆汁。小肠中脂肪的出现刺激胆汁从胆囊中流出，胆汁通过导管从肝和胆囊流入小肠。

二、瑜伽习练对消化系统的影响

瑜伽极有利于激发与平衡消化系统的功能。每一种瑜伽体式都能对腹部进行挤压与释放，使腹内消化器官得到深度按摩。当消化器官受到挤压时，陈旧的血液、胆汁与淋巴液被挤出脏器，而当它被松开时，新鲜的血液与能量又得以涌入其中。

特定的体式能对消化系统的特定区域产生刺激。例如，半月式可对人体右侧的肝胆，以及左侧的脾脏、胰腺进行刺激；侧弯体式非常有益于大肠，因为大肠沿着躯干的右侧上升，沿左侧下降。

眼镜蛇式、船式和弓式可刺激小肠的肠道蠕动。脊柱扭转，或是像背部伸展之类的前屈体式可以全面、深度地按摩所有的消化、吸收和排泄器官。

鳄鱼扭转可真正帮助减脂、强肝、健脾、利胰，有增强肠道力量之效；锁腿式有益于保持消化系统的健康，改善排泄功能；站立前屈式可缓解小肠及大肠的紧张。

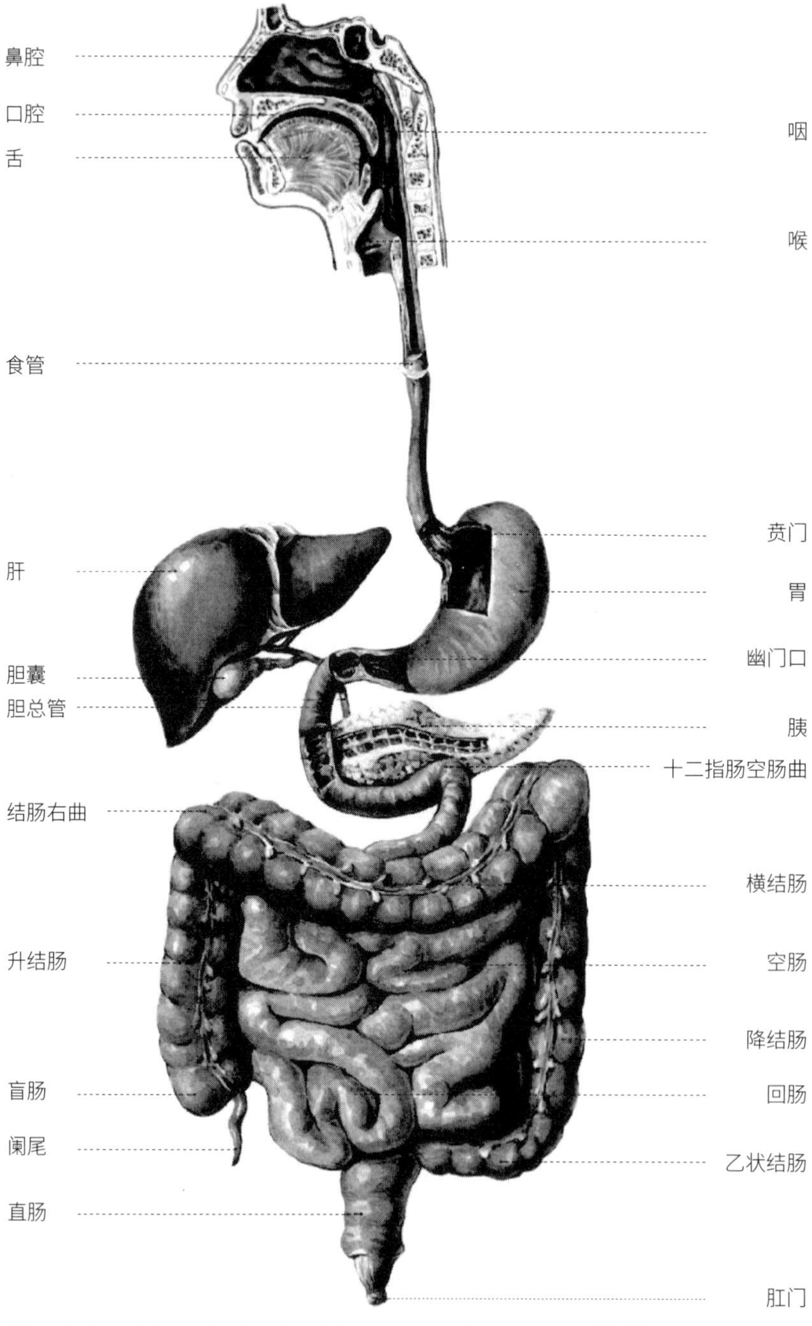
鼻腔
口腔
舌
咽
喉
食管
贲门
肝
胃
胆囊
幽门口
胆总管
胰
十二指肠空肠曲
结肠右曲
横结肠
升结肠
空肠
降结肠
盲肠
回肠
阑尾
乙状结肠
直肠
肛门

图 5.23 消化系统

在瑜伽的深呼吸练习中，横膈膜在每次呼吸过程中的运动均可按摩到消化器官；圣光调息、火的扩张和收腹收束，通过让腹部器官承受压力的巨变和强烈的刺激，促使这些器官中的废旧血液和淋巴液向外排出，同时又使新鲜的营养和能量得以进入其中。

第八节　循环系统

一、循环系统概述

循环系统是负责输送的系统，由心脏（功能类似于泵）和血管（泵输送血液的流通渠道）所组成。循环系统的主要功能是：将肺部的氧提供给各组织；将消化系统吸收的物质供给给各组织；清除各组织的二氧化碳并将其带到肺部；清除各组织的废物并将其带到肾脏；调解体温；分配激素及其他化学物质给身体各个部位。

循环系统包括肺循环和体循环。肺循环，即血液在肺部的循环，血液在肺部内变为含氧血；体循环，即血液在身体其他各部位的循环，为身体其他各部位提供富氧血。

1. 心脏

心脏是位于胸腔两肺之间的一个梨形肌肉器官，如一拳头大小。心脏横向分为左右两半，每半都有两个腔，上腔分别是左心房和右心房，下腔分别是左心室和右心室。缺氧血返回右心房进入右心室，再被肺动脉泵输送到肺部进行气体交换，即重新获得氧气并排出二氧化碳；新的富氧血通过肺静脉从肺部进入左心房，再进入左心室，最后，富氧血通过主动脉被泵送到身体各个器官。

2. 血管

血管是运输血液的封闭性管道，主要分为动脉、静脉、毛细血管三大类。

动脉是运送血液离开心脏到达器官和组织的血管。它们所运送的血液大多是富氧血液。动脉管壁在三类主要血管中为最厚。

静脉是运输血液回到心脏的血管。多数静脉是将身体组织的缺氧血运送回心脏。和动脉相比，静脉管壁要薄很多。

毛细血管是人体内连接动脉和静脉的最细小的血管，它们是连接微小动脉和微小静脉的管道。毛细血管使血管和周围组织之间的水分、氧气、二氧化碳、其他养分及废弃化学物质的交换得以进行。毛细血管是极为细小的血管，其管壁非常纤薄。

3. 血液

血液是一种特殊的体液，它输送人体所需物质如养分和氧给各个细胞，并从各个细胞中带走新陈代谢出的废物。血液由血细胞和血浆组成。

（1）血细胞

血细胞分为三种：红细胞、白细胞和血小板。红细胞吸收肺里的氧，当它们挤着通过毛细血管时再释放氧气；白细胞的主要功能是保护身体免受传染性疾病和外来杂质的侵害；血小板是生长因子的来源，它们在血液中循环，负责止血和凝血。

（2）血浆

血浆是一种黄色的黏稠蛋白质液体。其组成成分 90% 是水，其余 10% 是有机物、无机物和抗体。抗体起着抵抗各种细菌、病菌、毒素和其他微生物的作用。

4. 循环过程

（1）肺循环

肺循环是循环系统的一部分，该部分负责通过肺动脉将缺氧血泵离心脏到肺部，再通过肺静脉将富氧血泵送回心脏。缺氧血从腔静脉流入右心房，进入右心室，然后被泵送入肺动脉，再进入肺；气体交换在肺部进行，血液在这里释放出二氧化碳，吸入新鲜的氧气；肺静脉再将新的富氧血输送到心脏。

（2）体循环

体循环是循环系统的另一个部分，该部分负责运输富氧血离开心脏到身体其他部位，以及将缺氧血从身体其他部位送回心脏。体循环输送血液到身体的各个部位，因此比肺循环的路程更远。

二、瑜伽习练对循环系统的影响

循环系统的正常运转对身体非常重要。瑜伽练习能预防多种循环系统疾病，如高血压、呼吸短浅、肌肉紧张以及冠心病等。在瑜伽深呼吸练习中，身心的安静导致肌肉彻底、全面地放松，使血液注入身体的各大系统，如消化系统、生殖系统、内分泌系统和免疫系统等。这一结果又为进一步改善整个身体的血液循环和营养补充铺平了道路。

不同的瑜伽习练在改善人体循环系统方面的优势体现在：

站立体式：心脏侧壁在站立体式中受到锻炼，变得柔韧且有力。此外，站立体式可改善心肌壁的血液循环从而有效地预防心脏病。

倒置体式：可以预防肌肉及细胞组织的退化，有效促进脑内血液循环，使腿部淋巴系统和肌肉在练习时得到适度放松。

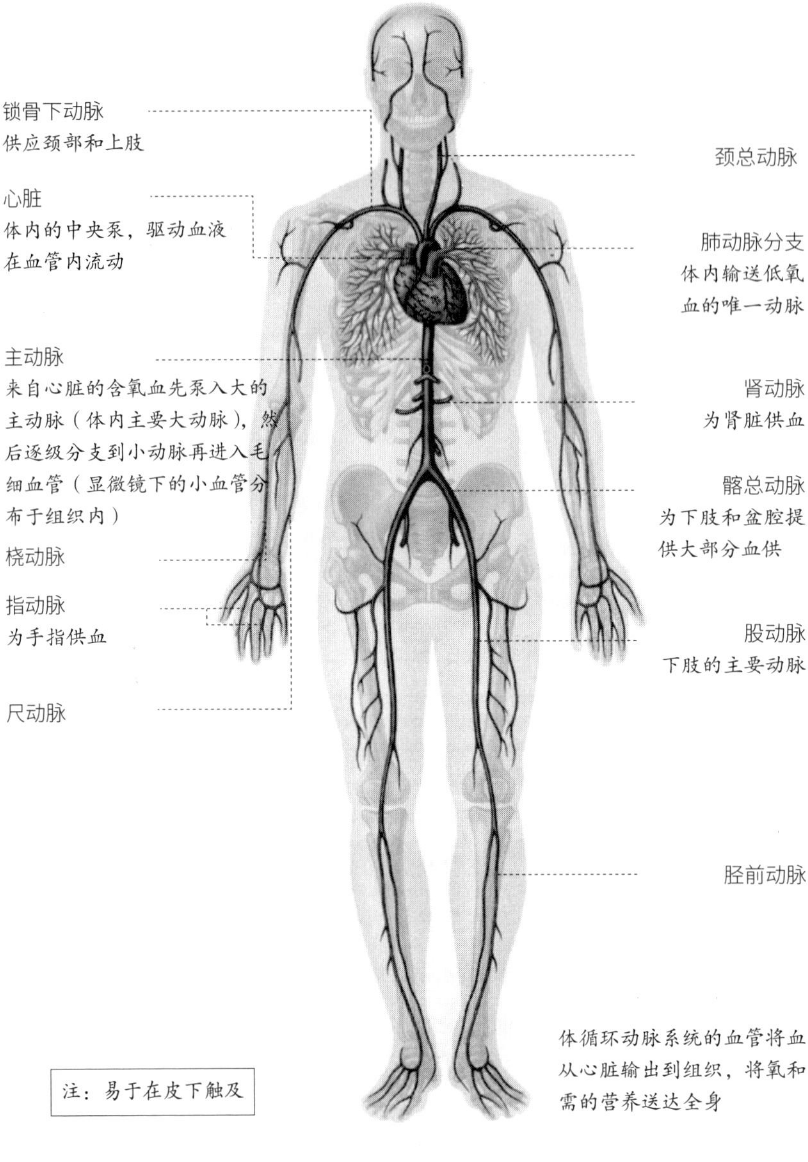
锁骨下动脉
供应颈部和上肢
心脏
体内的中央泵，驱动血液在血管内流动
主动脉
来自心脏的含氧血先泵入大的主动脉（体内主要大动脉），然后逐级分支到小动脉再进入毛细血管（显微镜下的小血管分布于组织内）
桡动脉
指动脉
为手指供血
尺动脉
注：易于在皮下触及
颈总动脉
肺动脉分支
体内输送低氧血的唯一动脉
肾动脉
为肾脏供血
髂总动脉
为下肢和盆腔提供大部分血供
股动脉
下肢的主要动脉
胫前动脉
体循环动脉系统的血管将血从心脏输出到组织，将氧和需的营养送达全身

图 5.24 血液循环（动脉）

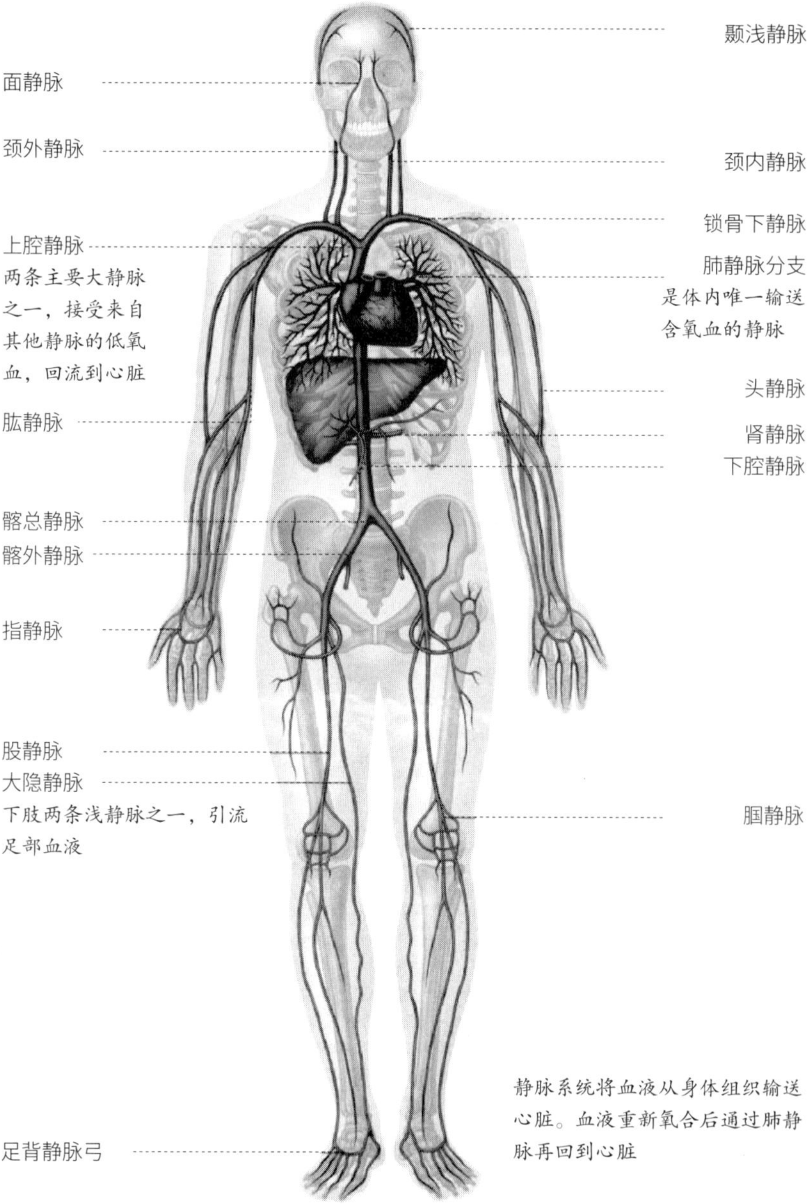
颞浅静脉
面静脉
颈外静脉
颈内静脉
锁骨下静脉
上腔静脉
两条主要大静脉之一，接受来自其他静脉的低氧血，回流到心脏
肺静脉分支
是体内唯一输送含氧血的静脉
头静脉
肱静脉
肾静脉
下腔静脉
髂总静脉
髂外静脉
指静脉
股静脉
大隐静脉
下肢两条浅静脉之一，引流足部血液
腘静脉
静脉系统将血液从身体组织输送心脏。血液重新氧合后通过肺静脉再回到心脏
足背静脉弓

图 5.25　血液循环（静脉）

平卧体式：可有效控制血压，使心肺获得放松与恢复。

弯曲体式：有助于改善心肌供血，加强心肌功能。

简易盘坐、莲花坐、雷电坐和至善坐：能有效促进血液循环。在这些坐姿体式中，骨盆区域从腹主动脉杈获得更丰富的血液供给。

清洁法：有助于清除血液及血管中的杂质。

呼吸控制法：有助于放松心脏，维持正常的心率与血压。

冥想：是放松神经系统的绝佳练习，它可以保持心血管系统的健康，使心脏放松，调控血压。

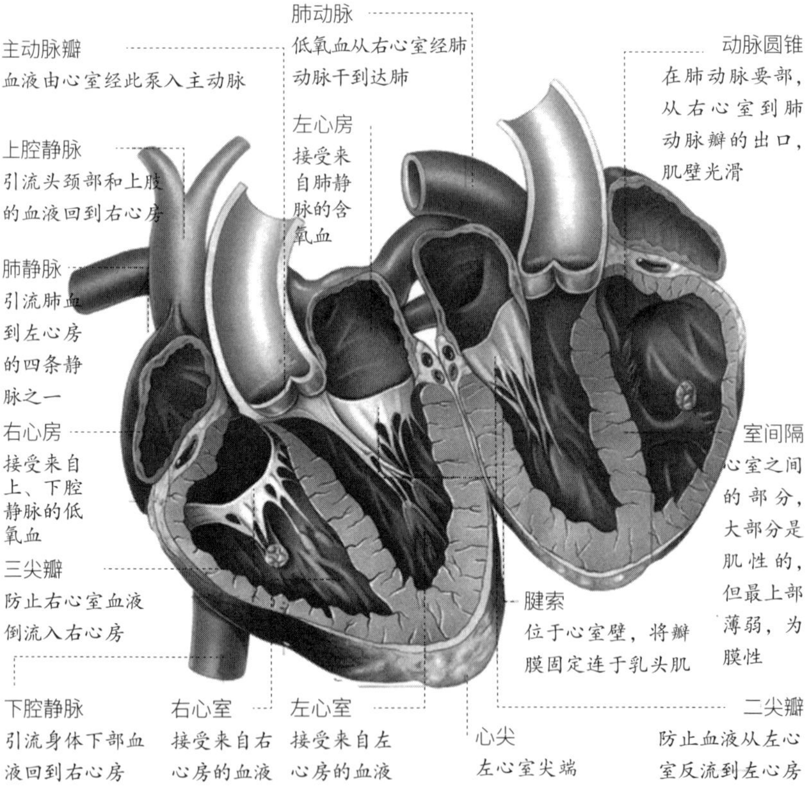
肺动脉
低氧血从右心室经肺动脉干到达肺
主动脉瓣
血液由心室经此泵入主动脉
动脉圆锥
在肺动脉要部，从右心室到肺动脉瓣的出口，肌壁光滑
左心房
接受来自肺静脉的含氧血
上腔静脉
引流头颈部和上肢的血液回到右心房
肺静脉
引流肺血到左心房的四条静脉之一
右心房
接受来自上、下腔静脉的低氧血
室间隔
心室之间的部分，大部分是肌性的，但最上部薄弱，为膜性
三尖瓣
防止右心室血液倒流入右心房
腱索
位于心室壁，将瓣膜固定连于乳头肌
下腔静脉
引流身体下部血液回到右心房
右心室
接受来自右心房的血液
左心室
接受来自左心房的血液
心尖
左心室尖端
二尖瓣
防止血液从左心室反流到左心房

图 5.26 心脏腔室

右心房视角

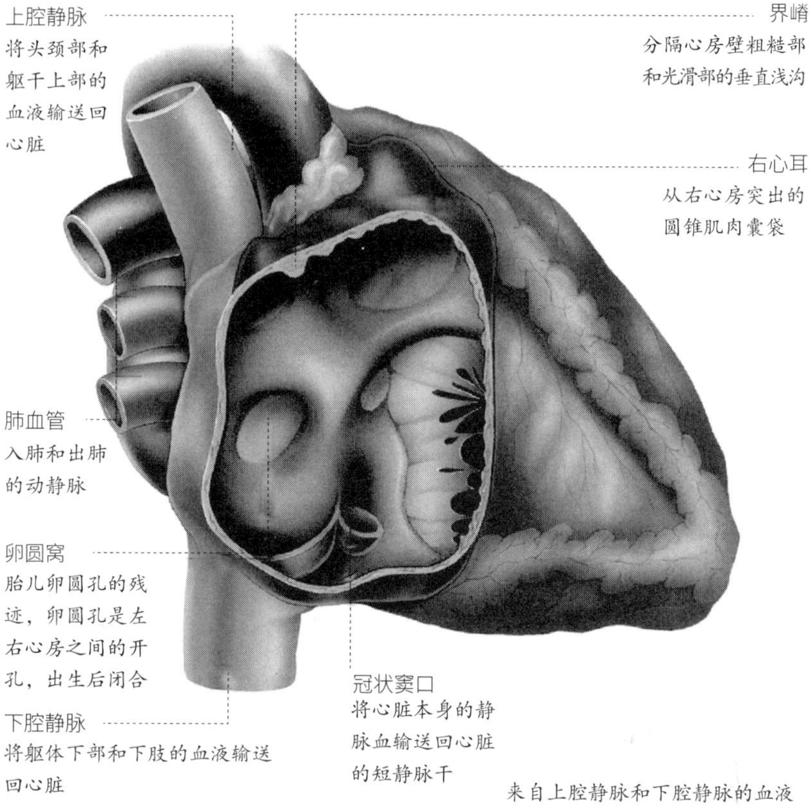
上腔静脉
将头颈部和躯干上部的血液输送回心脏
界嵴
分隔心房壁粗糙部和光滑部的垂直浅沟
右心耳
从右心房突出的圆锥肌肉囊袋
肺血管
入肺和出肺的动静脉
卵圆窝
胎儿卵圆孔的残迹，卵圆孔是左右心房之间的开孔，出生后闭合
冠状窦口
将心脏本身的静脉血输送回心脏的短静脉干
下腔静脉
将躯体下部和下肢的血液输送回心脏

来自上腔静脉和下腔静脉的血液流入右心房，再由右心房泵入右心室

开口和右房室口（血液经此进入右心室）之间

> 左心房：左心房较右心房小，构成心底的大部分。它大致呈立方形，除了左心耳内层因有肌肉嵴而变得粗糙外，左心房内壁是光滑的。来自肺的含氧血经四条肺静脉回流入心，它们开口于左心房的后部，开口处没有瓣膜。邻接右心房的左房壁上有卵圆窝，与右侧的卵圆窝相对应。

图 5.27　心房

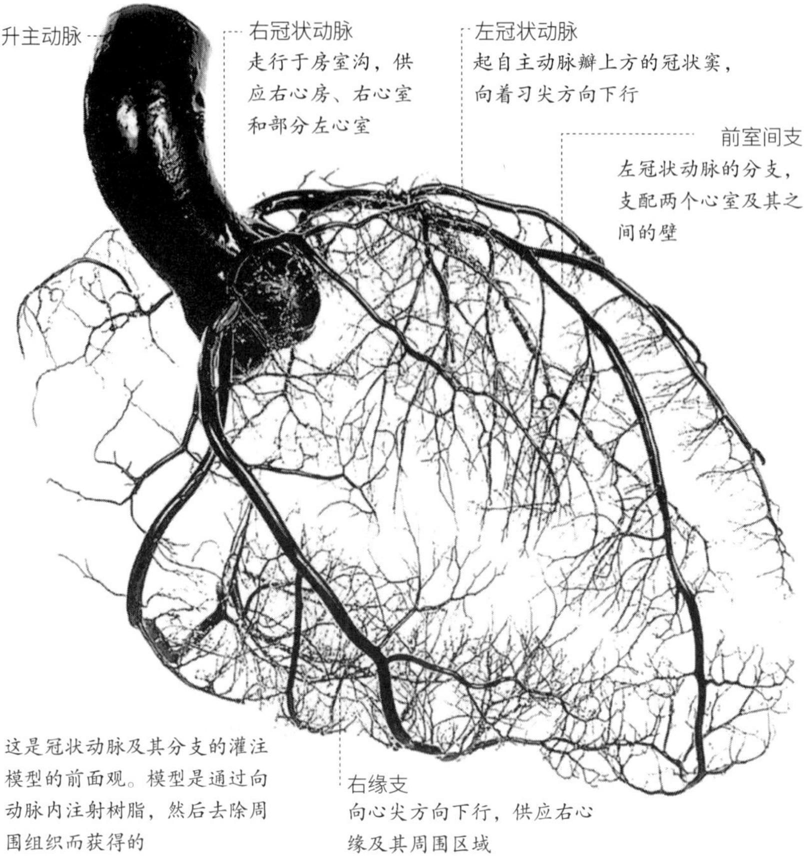
升主动脉
右冠状动脉
走行于房室沟，供应右心房、右心室和部分左心室
左冠状动脉
起自主动脉瓣上方的冠状窦，向着刁尖方向下行
前室间支
左冠状动脉的分支，支配两个心室及其之间的壁
这是冠状动脉及其分支的灌注模型的前面观。模型是通过向动脉内注射树脂，然后去除周围组织而获得的
右缘支
向心尖方向下行，供应右心缘及其周围区域

图 5.28 心脏的血供

第九节 淋巴—免疫系统

一、淋巴—免疫系统概述

淋巴系统是人体内重要的防御功能系统，它遍布全身各处，由多个淋巴器官、淋巴组织和淋巴管构成。其主要功能是接受从血液中滤出

的尘垢、细菌、碎片、病毒以及癌细胞等。通过净化血液，并将滤后的洁净组织液重新注入血液中，淋巴系统在人体免疫中发挥着至关重要的作用，免疫系统生成的抗体等化学物质可杀灭一些致命病菌等外来入侵者。由于淋巴中同样也含有这些化学物质，因此我们常常将淋巴系统与免疫系统统称为淋巴—免疫系统。主要的淋巴器官包括淋巴结、胸腺、骨髓、脾脏及扁桃体。

1. 淋巴结

淋巴结是体内淋巴器官中分布最广的一种，它们是形如豆状的淋巴组织小体，新鲜时呈红色，成群聚集于身体各部位。输入淋巴管将污浊的淋巴液运入淋巴结内，而输出淋巴管负责将净化后的淋巴液输出淋巴结。

2. 胸腺

胸腺位于胸骨后方的前纵隔上部，腺体后面附于心包及大血管前面的一个重要的淋巴器官。自出生前至儿童时期，胸腺会生成一种抗感染的白细胞。

3. 骨髓

骨髓由多种类型的细胞和网状结缔组织构成，作为淋巴系统中的重要一员，可以生成淋巴细胞并防止淋巴液的反流，其为柔软富有血液的组织。

4. 脾

脾是重要的淋巴器官，位于腹腔的左上方，呈扁椭圆形。脾脏是人体的“血库”，负责清除血液中的病菌、抗原等，还可以制造免疫球蛋白、补体等免疫物质，发挥免疫作用。

5. 扁桃体

通常所说的扁桃体即指腭扁桃体，位于咽峡的侧壁，腭舌弓和腭咽弓之间，表面盖着黏膜上皮。其主要功能就是帮助身体对抗感染。这些具有免疫能力的组织构成了身体的第一道防线，抵御摄入的或吸入的外来病原体。

二、瑜伽习练对淋巴—免疫系统的影响

瑜伽体式、呼吸控制法、放松术及冥想是强大的工具，可以根据不同情况，被用于激发或抑制身体的免疫应答。

放松缓慢的体式习练、深呼吸练习及呼吸控制法练习，可以很好地帮助人们放松神经系统，加强人体免疫防线。以放松的方式练习任何瑜伽体式，配合深长缓慢的呼吸以及淡然的心态，有意识地放松神经系统，对于缓解过敏症状也大有益处。圣光调息，有助于排除身体内多余的黏液，对辅助治疗过敏症非常有益。瑜伽课最后的放松术部分也是很重要的、有助于缓解身体免疫应答的过激反应的环节。

保持神经系统的放松能直接作用于人体免疫机能，防止因气候渐寒而滋生的病毒与细菌的入侵。细菌性感冒侵犯上呼吸道时会导致鼻塞、咳嗽、咽喉疼痛等症状，若此时免疫力低下，细菌便得以侵入肺脏，引发支气管炎或肺炎。病毒进入身体更深处时，就会引起寒战、发烧或关节疼痛。

长时间接触环境毒素、滥用药品或毒品（包括酒精和尼古丁），缺乏锻炼、睡眠不足、营养不良、长期压力的影响等都是人体免疫机能被削弱的主要诱因。

免疫系统、中枢神经系统和内分泌系统三者间关系密切，且相互影响、相互作用。脑垂体、肾上腺和免疫细胞对此关系起主控作用。在压力这个问题上，各系统间的相互作用就显得非常重要，因为压力会妨碍中枢神经系统和免疫系统的交互沟通，是导致免疫力低下的主要原因之一。

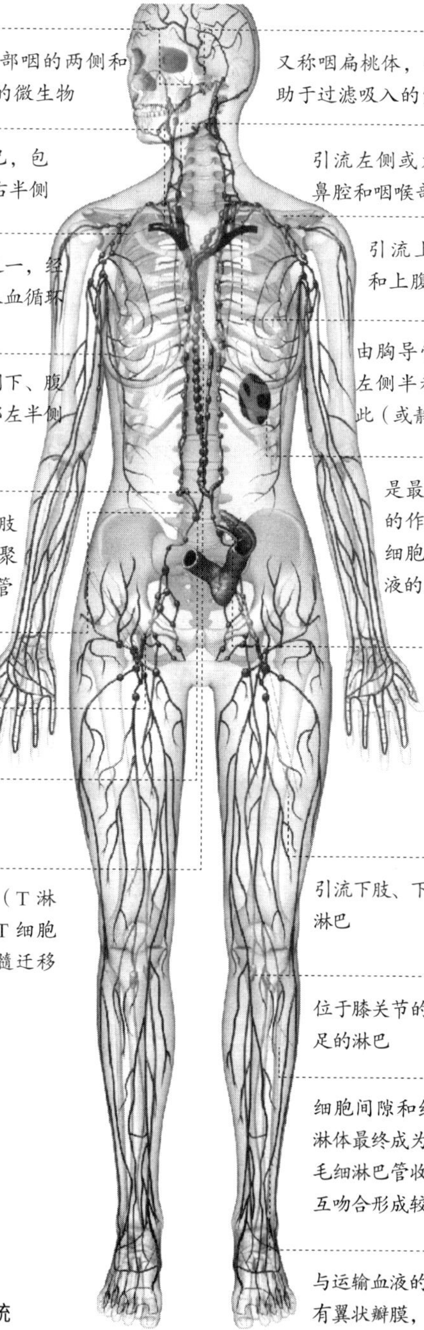
扁桃体
两组扁桃体位于口腔后部咽的两侧和舌根，有助于抵抗吸入的微生物
腺样体
又称咽扁桃体，位于鼻腔后面，有助于过滤吸入的空气并消灭微生物
右淋巴管
收集人体右上 1/4 的淋巴，包括右上肢及头和胸部的右半侧
颈淋巴结
引流左侧或右侧面部、头发、鼻腔和咽喉部的淋巴
右锁骨下静脉
两处主要的淋巴汇入点之一，经此（或静脉角）淋巴进入血循环
腋淋巴结
引流上肢、乳房、胸壁和上腹部的淋巴
左锁骨下静脉
由胸导管收集的来自身体左侧半和下半部的淋巴经此（或静脉角）进入血循环
胸导管
又称左淋巴管，收集双侧下、腹部、左上肢及头颈和胸部左半侧的淋巴
脾
是最大的淋巴器官。脾的作用为贮存各种淋巴细胞，而且还是过滤血液的主要场所
乳腺池
膨大的淋巴管，由双侧下肢和身体下半部的淋巴管汇聚而成；然后变窄形成胸导管
滑车上淋巴结
引流和前臂的淋巴
集合淋巴结
（Peyer 班）
是小肠下部一些淋巴小结的聚集，有助于抵抗食物中的微生物
髂外淋巴结
引流下腹部脏器的淋巴
腰淋巴结
引流腹部对脏器的淋巴
胸腺
是免疫系统的 T 细胞（T 淋巴细胞）成熟的场所。T 细胞由造血发育而成，从骨髓迁移至胸腺
腹股沟深淋巴结
引流下肢、下腹壁和外生殖器的淋巴
腘淋巴结
位于膝关节的后方，引流小腿和足的淋巴
毛细淋巴管
细胞间隙和组织间隙内流动的淋体最终成为淋巴液，经微细的毛细淋巴管收集。毛细淋巴管相互吻合形成较大的淋巴管
淋巴管
与运输血液的静脉相似，淋巴管有翼状瓣膜，使淋巴定向流动

图 5.29 淋巴—免疫系统

哈他瑜伽为每一个器官、组织乃至每一细胞及免疫细胞提供新鲜的氧，促进器官毒素的排出。阿育吠陀认为，只有得到充分滋养的机体组织才能产生生命力，才能产生令人身心愉悦、容光焕发的健康活力。

第十节　泌尿系统

一、泌尿系统概述

泌尿系统是人体代谢产物的重要排泄途径，是产生、存储和排泄尿液的器官系统。它还能从血液中清除一种叫作尿素的废物并与肺、皮肤和大小肠一起排泄废物来保持体内化学物质和水的平衡，对维持机体内环境的稳定有重要作用。泌尿系统包括两个肾脏、两个输尿管、膀胱和尿道。

1. 肾脏

肾脏为形如扁豆状器官，拳头大小，位于中背附近（腹膜后脊柱两旁浅窝中），正好在胸腔下方。肾脏通过叫作肾单位的微小过滤单位从血液中清除尿素，每个肾单位由肾小体和肾小管两部分组成。肾小体由毛细血管构成的球状物肾小球及包绕在肾小球外的肾小囊组成。尿素、水和其他杂质一起形成尿液，通过肾单位和肾脏的肾小球、肾小管向下排出体外，清除体内代谢物。

2. 输尿管

输尿管是一条细长的管道，上接肾盂下连膀胱，大约 20 ~ 25 厘米长，位于腹膜后，沿腰大肌内侧前方垂直下降进入骨盆。尿液通过两条细长的输尿管从肾脏排到膀胱。输尿管内壁的肌肉反复地收缩舒张做肌性蠕动，将尿液运离肾脏。

3. 膀胱

膀胱是储存尿液的类似球状的中空肌性囊状器官。膀胱位于骨盆内、子宫后、直肠前，通过韧带依附在其他器官上和盆骨上来实现方位固定。膀胱储存尿液，当尿液充溢膀胱时，形状变为卵圆形，排空后又会回缩变小。

4. 尿道

尿道是从膀胱通向体外的管道，有排尿排精功能。当一个人排尿时，大脑向膀胱肌发出信号令其收紧，尿液从膀胱挤出；与此同时，大脑向膀胱与尿道交界处的括约肌发出指令，令其放松。随着这些肌肉的放松，尿液通过尿道从膀胱排出。

二、瑜伽习练对泌尿系统的影响

收腹收束、火的扩张、瑙力、圣光调息是保持泌尿系统健康的绝佳练习。扭转体式极其益肾，简易盘坐、雷电坐、至善坐、前屈及倒置体式对两性泌尿系统均大有益处，风箱式呼吸控制法和清理经络呼吸控制法对泌尿系统有极好的作用。

泌尿系统受情绪影响颇大。瑜伽呼吸控制法不仅作用于泌尿系统、维护它的健康，同时还可以助人减压放松，平息怒火。而冥想适用于各个年龄段人群，是降火之妙法。

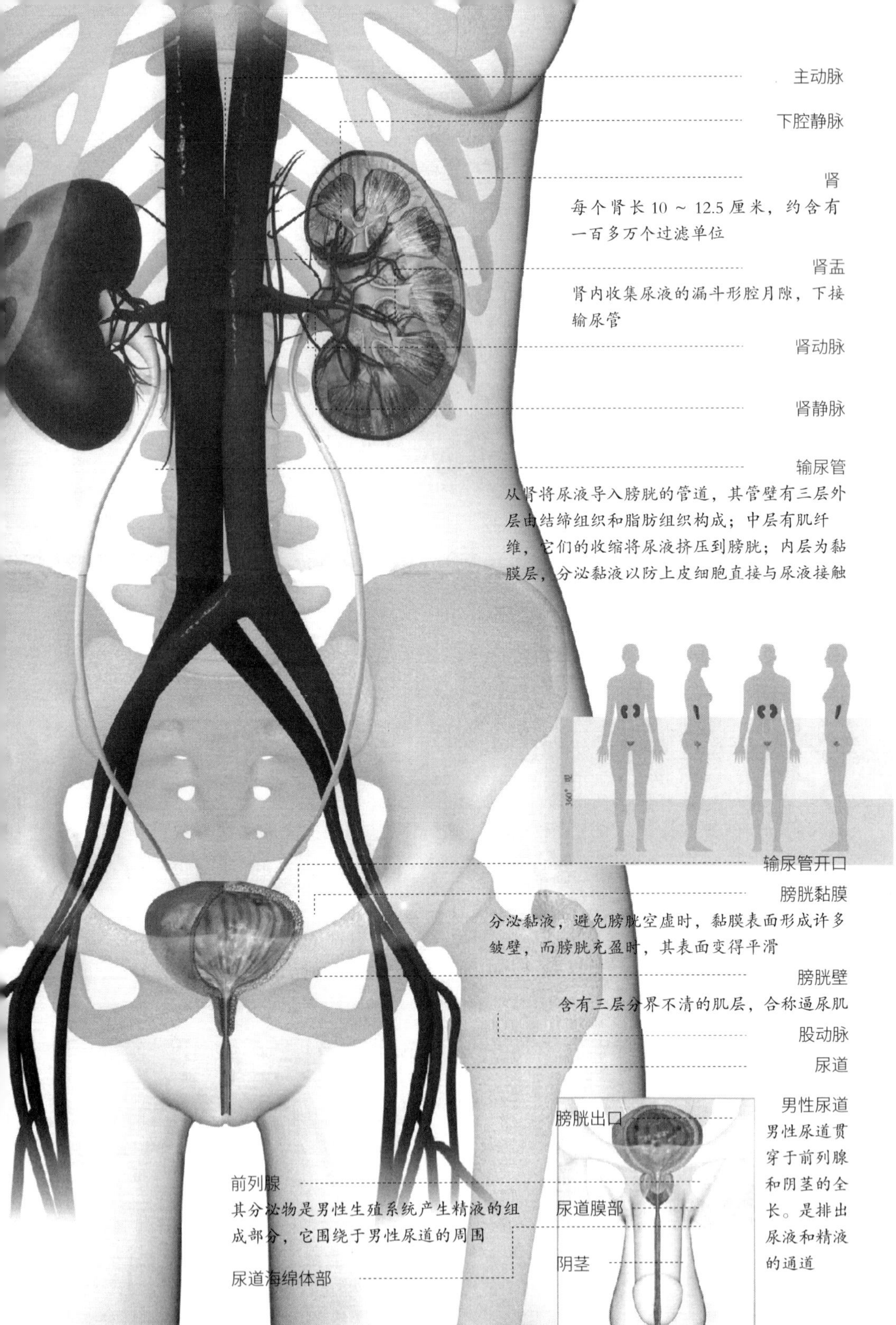
主动脉
下腔静脉
肾
每个肾长 10 ~ 12.5 厘米，约含有一百多万个过滤单位
肾盂
肾内收集尿液的漏斗形腔月隙，下接输尿管
肾动脉
肾静脉
输尿管
从肾将尿液导入膀胱的管道，其管壁有三层外层由结缔组织和脂肪组织构成；中层有肌纤维，它们的收缩将尿液挤压到膀胱；内层为黏膜层，分泌黏液以防上皮细胞直接与尿液接触
输尿管开口
膀胱黏膜
分泌黏液，避免膀胱空虚时，黏膜表面形成许多皱壁，而膀胱充盈时，其表面变得平滑
膀胱壁
含有三层分界不清的肌层，合称逼尿肌
股动脉
尿道
男性尿道
男性尿道贯穿于前列腺和阴茎的全长。是排出尿液和精液的通道
膀胱出口
尿道膜部
阴茎
前列腺
其分泌物是男性生殖系统产生精液的组成部分，它围绕于男性尿道的周围
尿道海绵体部

图 5.30　泌尿系统

思考题：

1. 解释神经系统和内分泌系统的功能及其对机体的影响。

2. 骨骼系统的作用是什么?

3. 可活动的椎骨有多少块?

4. 肌肉系统的作用是什么？肌肉分为几类？简述它们的特性。

5. 呼吸系统主要有哪些器官及功能？根据呼吸力学详述呼吸的过程。

6. 简述消化系统的构成及功能。瑜伽习练如何促进其健康?

7. 简述循环系统的构成及功能。简述血液循环过程。

8. 淋巴—免疫系统的作用。

9. 解释瑜伽练习对身体各个系统的影响。

第六章

瑜伽相关知识

真正的瑜伽存在于垫子之外。瑜伽是一种生活方式，生活处处皆瑜伽。本章讲述怎样的饮食习惯将有助于瑜伽道路的精进，同时会根据《奥义书》的观点阐释如何发展全面的人格，最后给出了瑜伽与其他运动的区别。在本章，你将会了解到瑜伽典籍中对于饮食的要求是什么，自然界中的三大特质是什么，以及生命存在的五个层面和瑜伽的运动特性。

第一节 瑜伽饮食

一、瑜伽饮食简述

饮食是人类生存的基本需求，仅次于阳光和空气。事实上，从有记载以来，食物已经成为人类在其物质环境中最为关注的一个焦点，拥有或缺少食物将在极大程度上影响个体的生命。人们需要为生存而进食，同时吃的食物也很大程度地影响着人们的健康状况、工作能力、获得幸福的能力以及寿命。

食物可以满足人体对营养的需求，有营养的食物当然也可能是可口的。但是我们也要了解另一些食物，它们虽然可口，但没有营养价值，而且对我们的消化系统有损害，因为身体需要额外地工作，消耗大量的能量去排除身体中这些无用之物。错误地摄取食物会损害我们的消化系统，而正确地进食是能够调治身体的。首先，我们需要知道，正常情况下一个人应该吃些什么食物来保持身体的健康和强壮；其次，我们需要知道，在受疾病困扰的时候应该吃什么样的食物。

下面，我们将在瑜伽的范畴内讨论饮食的基本原则。

瑜伽饮食主要的原则就是——非暴力。很多不同的瑜伽文献都不约而同地认为，饮食是应该纯素食的，鱼、肉、蛋等都不应该摄取。那些已经习惯吃荤的人应该逐渐放弃这些肉食。作为瑜伽习练者我们应该避免这些肉类食物，以及过辣的食物、过于精细的食物、过于刺激的茶、过量的咖啡和酒类。同时，吸烟也是被禁止的，因为它对人体的健康有百害而无一利。需要注意的是，不要在紧张状态下进食，不要在夜间进食后马上睡觉，也不要在吃饭时喝水。

饮食是生活当中很重要的部分，充足的营养能保障身体的健康，同时这也是瑜伽习练成功的前提。关于饮食，不同的瑜伽经典有不同的观点。

比如，《希瓦本集》中（III–33）禁食酸、涩、辣、咸、苦的物质和芥末，以及油炸食物。对提炼的黄油、牛奶甜食、不含石灰的槟榔和樟脑则大加赞赏。

《哈他之光》（HYP I–64、65）则列出了长长的禁忌食物清单：苦、酸、咸、热、绿色蔬菜、发酵的油腻的里面带有小籽的蔬菜、熟透的种子、酒、鱼、肉、凝乳、咖喱、洋葱等，这些都不应该吃；还有过热的、过干的、太多盐的、可引起灼热感的蔬菜也不应该吃。而大麦、小麦、米饭、玉米、牛奶、炼乳、糖、黄油、糖果、蜂蜜干姜、芒果、纯净水，对于瑜伽习练者来说都是非常好的食物。瑜伽习练者应该尽可能吃滋补的（可以产生力量的食物）、甜的、多脂的（由炼乳做成的）、牛奶、印度酥油等能让身体感觉到舒适的食物。

饮食与文化、时代密切相关。从科学的角度讲，不能说它涵盖了所有的营养成分。如禁止吃鱼可能是由于文化、气候和几千年前食物储存的局限性造成的，在印度温暖的气候条件下，鱼类很容易腐烂，甚至危害人的健康，而且印度教信奉非暴力（不杀生）。现在我们已经知道，鱼肝油对于保障心脏的健康是很重要的；咖喱和洋葱可以增强免疫系统（有些人甚至说可以治疗癌症）；每天一杯葡萄酒可以保证血液质量；而肉类，无论你是否喜欢，则是蛋白质的主要供给源，蛋白质对于肌肉来说至关重要。也就是说，现代科学在向瑜伽禁忌发出了挑战。

饭后和非常饥饿的情况下不要练习瑜伽，尤其是呼吸控制法——

这可能是现代科学和瑜伽饮食当中唯一统一的观点。

1. 素食

练习瑜伽、提倡遵守素食，特别是对于瑜伽老师而言，应该身体力行。人类天生是吃素的，而且素食已经足够让我们生存。从人体的生理构成来看，人类也比较适合于素食。

人体的肠道很长，这和食肉动物是很不一样的。因为消化纤维类食物比消化肉食所需的时间长，而且从我们牙齿的形态构成来看，也不太适合吃肉。人类生来就是以吃素为主的，而且蔬菜比肉类带给人体的毒素要少很多。

在练习呼吸控制法时不适合吃辛辣食物，因为它们可以让人产生更多的热量，造成喉咙的干燥灼热。太多的咖啡或口感太强的饮料会让人感觉不舒服。尽管瑜伽人强调印度酥油和牛奶，但是食用得太多也不好。

饭后三四个小时，习练瑜伽体式一般不会有问题。但是，如果在体式或其他技能习练时打嗝，口腔中充满咖喱或其他刺激的味道，就会干扰正常的习练。如果连续几天都吃得过饱的话，瑜伽习练者就会感觉懒惰，不想再进行习练。

2. 食物的基本成分

我们日常食物的主要成分主要是碳水化合物、脂肪、蛋白质、粗纤维、水、矿物质和维生素。下面我们逐一进行论述。

（1）碳水化合物

碳水化合物是由碳、氢、氧气三种元素组成，由于它所含的氢氧的比例为 2∶1，和水一样，故称碳水化合物。它的化学构成碳、氢、氧元素提供我们热及能量。正常人一天所需碳水化合物的最大量是 400 克。

我们食物中的碳水化合物主要来源于淀粉和糖类，碳水化合物通常存在于谷物、蔬菜、水果及坚果中。我们的身体每天都在不断地燃烧、分解碳水化合物以不断产生热和能量，而过多摄取的碳水化合物在消化后将转化成肝糖或脂肪储存在身体中。如果碳水化合物的摄入不足，体内储存的能源将开始燃烧分解。碳水化合物在口中与唾液混合搅拌的时候就开始了它的消化进程，这也是为何医生总建议我们进食时要充分地咀嚼食物。

（2）脂肪

脂肪是人和动植物体中的油性物质，由甘油和脂肪酸组成，是生物体的能量提供者。人体对脂肪的需求通常是以其作为浓缩的储存能源，或者利用它为体内进行的多种精密的运动提供润滑及能量。

牛奶及奶制品、干果、一些谷物和蔬菜等都富含脂肪。超重的人应该避免过多地摄入脂肪类食物，而脂肪摄入不足会导致美貌的丧失及时常感觉能量不足。但过多的脂肪会导致对身体的伤害，尤其是对心脏和肾脏的伤害。正常人每天对脂肪的需求量是 40~60 克。

（3）蛋白质

蛋白质是组成人体一切细胞、组织的重要成分，是提供人体生长、器官组织修补维护的“积木”（即原材料）。蛋白质由 70 多种氨基酸构成。为了消化吸收蛋白质，人体释放多种酶到肠道，这些酶把蛋白质分解成氨基酸被吸收进入血液。

牛奶、杏仁、花生、椰子及谷物等食物中都富含蛋白质。人体从蛋白质中获取氮，氮对于更新肌肤、维护人体的组织非常重要。孕妇及成长中的儿童需要更多的蛋白质。充足的蛋白质可以提升人的智力水平，同时蛋白质也有助于帮助血红素的构成。

（4）粗纤维

粗纤维及膳食纤维，可以促进胃肠道运动，加快食物通过胃肠道，减少吸收，在一定程度上可以帮助消化。

水果、蔬菜及谷物中都有网状的固体纤维结构，这些纤维由纤维素构成，它们本身并不能提供营养，被摄入人体后是不被消化的，但是它们对人体的消化系统却非常重要，帮助人体排除体内尤其是大肠内的废弃物质。

（5）矿物质

矿物质又称无机盐，是人体内无机物的总称，是构成人体组织和维持正常生理功能必需的各种元素的总称，是人体必需的元素，被认为是可以起到人体净化作用的元素。

水果、蔬菜和谷物都富含矿物质。煮沸的食物所含的矿物质较少，所以我们要避免过分烹煮食物。

（6）维生素

维生素是维持生命的物质，在人体生长、代谢、发育过程中发挥着重要作用，也是维持身体健康所必需的一类有机化合物。它帮助人体处理分解蛋白质、碳水化合物，尤其是脂肪，是一些用量很少但可以促进体内化学反应的化学物质。维生素可以帮助人体处理和分解食物，进而产生能量，构建和重组细胞，从而预防多种疾病的发生。

水果、干果、小麦及谷物中都富含维生素。

二、印度圣哲们关于瑜伽饮食的观点

1.《哈他之光》的饮食观点

सुस्निग्धमधुराहारश्चतुर्थांशविवर्जितः।
भुज्यते शिवसम्प्रीत्यै मिताहारः स उच्यते॥५८॥

Susnigdhamadhurāhāraścaturthāṁśavivarjitaḥ|
Bhujyate śivasamprītyai mitāhāraḥ sa ucyate||（HP I-58）

食用甜味的、油质的食物，首先奉献给神性，不是为了满足自己而食用，胃部留下四分之一的空间。这被称为不贪食（Mitaharah）。

——《哈他之光》第一章第 58 节

这是《哈他之光》中最重要的经文之一，它给出了瑜伽饮食的详细描述。

梵文“mitahara”的意思是“平衡的”“有节制”的饮食。瑜伽习练者应该吃占胃容量 50% 的固体食物，余下 25% 的液体食物，空出 25% 的空间。饭后，人应该感觉舒适，而不是感觉沉重或难受。

饮食应该适应身体自然的需求。这也是《哈他之光》的作者在介绍颠倒式契合法时所表达的意思：

नित्यमभ्यासयुक्तस्य जठराग्निविवर्धिनी।
आहारो बहुलस्तस्य सम्पाद्यः साधकस्य च॥७९॥
Nityamabhyāsayuktasya jaṭharāgnivivardhinī|
Āhāro bahulastasya sampādyaḥ sādhakasya ca||

（HP III-79）

有规律地进行这个练习（Viparita Karani，颠倒式）可增强消化的火力。练习者应该摄入足够的食物，如果一个人吃的食物不够，这种火就会消耗他的身体。

——《哈他之光》第三章第 79 节

这里的颠倒式（Viparita Karani）是哈他瑜伽体系中的一种契合法。同样的道理，练习呼吸控制法的人也应该选择可以帮助他们在瑜伽上取得成功和进步的食物。

अभ्यासकाले प्रथमे शस्तं क्षीराज्यभोजनम्।
ततोऽभ्यासे दृढीभूते न तादृङ्नियमग्रहः॥१४॥

Abhyāsakāle prathame śastaṁ kṣīrājyabhojanam|
Tato'bhyāse dṛḍhībhūte na tādṛṅniyamagrahaḥ||

（HP II-14）

在练习呼吸控制法（以及瑜伽的其他技能）的开始阶段，建议摄入充足的牛奶和酥油（ghee）。但是在练习稳定之后，就没有必要遵守这样的限制了。

——《哈他之光》第二章第 14 节

按照印度的传承，先哲们建议在练习呼吸控制法初期的三个月中应该吃足够的米饭和牛奶。这样的食物不仅可以提高身体的灵活性，保证练习的安全，而且可以保证身体对营养的需要，使身体更加强健。

《希瓦本集》认为，瑜伽习练者应该少食多餐，不应该吃得过饱，同时饮食中应该富含牛奶和印度酥油。

2. 阿育吠陀中的饮食观点

阿育吠陀认为，人的身体中存在三种能量（Tri-doshas），这三种能量分别是瓦塔、皮塔和卡帕。

在身体处于自然平衡的状态时，这些能量可以帮助维持人体的健康，但当这三种能量失衡或紊乱的时候就会殃及身体，造成各种各样的身体紊乱与障碍。

阿育吠陀的主要典籍——《遮罗迦集》（*Charaka Samhita*）里提到，当这三种能量以自然和谐的状态存在人体中的时候，人就会保持健康；如果三者不是和谐存在的时候，各类疾病就会发生。每个人体内的这三种能量的比例都是独一无二的。当三种能量失衡的时候，首先出现的症状就是头脑和身体的协作能力出现问题。

饮食对于调节体内的三种能量的平衡起着非常重要的作用。阿育吠陀认为，首先应该确定个体的基本体质，并据此为依据，按照季节与环境及身体的状况，选择适合该个体的食物，以帮助其保持体内能量的平衡，维持身心的平衡与健康。

3. 其他经典中关于饮食的观点

另外一部瑜伽典籍《瓦希斯塔本集》（*Vaistha Samhita*）中提到，人应该根据一生的不同年龄阶段来选择不同的饮食方式。

这一观点把整个人生分为四个阶段。第一阶段从出生到 25 岁、第二阶段从 25~50 岁、第三阶段从 50~75 岁、最后阶段从 75~100 岁，应该按照上述的阶段选择适宜的饮食方式。

在《薄伽梵歌》（*Bhagavad-Gita*）中，伟大的上师奎师纳（Krishna）教导他的追随者阿朱那（Arjuna）时说："你应该吃使你长寿和健康的食物、可以让头脑纯洁且坚定的食物，同时这些食物是建立在爱的基础上，而不是去伤害其他的物种。"

古老的《摩奴法典》（*Manu Samriti*）中严格禁止的三样东西分别是：一切肉类、酒及无度的性爱。

禁止吃肉是因为吃肉就意味着杀生。在宰杀动物的时候，动物体内分泌出危害性的荷尔蒙对人体健康是有害的。

经典认为，每个生物都有存活在这个宇宙中的权利，为什么要为了满足人类的口舌之快而杀害它们呢？

人类肠道的总长度要长于肉食类动物的肠道，正因如此，人所食用的肉类在肠道的存留时间要长于肉食动物，难以消化与吸收，因此它们更容易在体内产生更多的垃圾与毒素。这也是一些人总有难闻口气的原因。

肉食动物的身体结构，如尖牙、利爪都是天生为杀戮和食肉准备的，而人类却不具备这些尖齿和利爪。大自然既然没有赋予人类这些肉食动物的身体结构，就是因为人类原本就是应该吃素食的。

在生活中，酒和烟对身体的害处远大于其益处。若要保持自身的健康，就尽量不要摄入这些有害的东西。

按照阿育吠陀的观点，人类摄入的食物转化过程是这样的：食物—食糜—血液—骨骼—精液。古代印度的经典认为，人每次性生活要消耗掉40天所积聚及储存的能量，这种能量是保持身心健康长寿的基础。只有尽量保留这些能量，才可以使人更加健康长寿。

同样的道理，对于瑜伽习练者来说，还有很多食物对健康不利。古籍中对这些食物都有详细的归纳，并且以科学的观点去解释这些食物。

另外，在《哈他之光》中还有一条提到饮食的重要经句：

अत्याहारः प्रयासश्च प्रजल्पो नियमग्रहः।
जनसङ्गश्च लौल्यं च षड्भिर्योगो विनश्यति॥१५॥
Atyāhāraḥ prayāsaśca prajalpo
niyamagrahaḥJanasaṅgaśca laulyaṁ ca ṣaḍbhiryogo
vinaśyati|| （HP I-15）

过度饮食，过度操劳，言谈过多，过于严格的苦行，社交频繁，思想浮躁，会使瑜伽的练习没有收获。

——《哈他之光》第一章第 15 节

这里所说的过度饮食，也就是饮食没有节制，造成我们身体的各个系统特别是消化系统和排泄系统负荷过重，消耗我们大量的能量，引起我们体内能量的紊乱与失衡，从而使我们的身体出现各种各样的障碍与疾患。

过度饮食，也是我们精神层面贪欲的一种表现。所以，节制饮食，也是我们在日常生活中、在瑜伽练习过程中控制自己的贪欲、进行自律（Tapas）的一种练习。

以科学的眼光审视我们日常生活中的食物时，可以把食物分为主要的三大类，它们分别是碳水化合物、蛋白质和脂肪。

除了这些主要的食物种类外，我们还需要维生素、矿物质等物质的摄入。一方面，维生素帮助身体产生各种消化酶；另一方面，它参与脂肪的氧化分解。只有在体内维生素含量充足并有效工作的前提下，脂肪才可以被人体有效地利用、消耗。在任何情况下，尤其是在非常恶劣的情况下，矿物质对于维系人体的健康、平衡都是非常重要的。

在选择饮食种类及饮食方式时，应该考虑到人的个体差异，考虑到地域与文化背景的差异，不能脱离瑜伽练习者的生存环境而一味苛求。一个婴儿所需的食物肯定会有别于青年或老者，孕妇的食物需求也一定有别于常人，如果忽略了个体、地域、文化的差异，就会僵化地考虑问题，给自己的身体与心理带来更多的烦恼与障碍。

第二节　如何全面发展人的性格
——根据《奥义书》的观点

一、简介和目标

人类的性格及其发展是心理学的主要研究课题。印度圣哲们在很久以前就已经考虑到了这方面的问题。

《薄伽梵歌》中就列举出了很多人类潜能得到充分发展的例子，其中的第 16 章指出，人的性格要高度发展包括 26 个要点，书中还提到了三种特质——悦性、激性和惰性应该全面发展。

斯瑞・阿罗频多（Sri Aurobindo）根据印度哲学和他对头脑的研究给出了一个人类存在的系统。在这个系统中，灵魂就像一个核，被很多层面（鞘）包裹在里面；或者也可以比喻成为楼梯，灵魂就在楼梯的顶端，需要爬过一阶一阶的阶梯才能到达。

下面，我们将简单介绍其内容及对日常生活的引导。

二、悦性、激性、惰性和与之对应的人的性格

自然界中的所有生命体，无论男人、女人、动物、植物都拥有这三种特质（Gunas）。三种特质中，悦性特质代表“平和”，激性特质代表“活力”，惰性特质代表“没有生气”“迟钝”。

人类都拥有这三种特质。惰性特质可以看成是梯子的底部，而悦性特质则处在梯子的顶部，激性特质在中间。

《薄伽梵歌》第17章中说道，受不同特质影响的人表现出不同的性格。人类的发展就是要从惰性慢慢发展到激性，最后到悦性。最高的阶段则是要超越这三种特质的影响，因为它们都不是终极的目标与状态。

与这三种特质相对应的人的性格特征。

（1）悦性的人（Sattvik）

这一性格特质的人无论在饮食、睡眠还是活动方面都是适度的；经常冥想，所有的工作都是真诚无私的奉献；很多人喜欢他们，他们也喜欢帮助别人；知识丰富。历史上的许多圣哲都属于这类人。

（2）激性的人（Rajasik）

激性的人很活跃，经常沉迷于工作中，如果没有工作就会坐立不安；喜欢吃辛辣食物；喜欢娱乐，要他们静静地坐在一个地方观察别人是不可能的。这类人在商界中很常见。

（3）惰性的人（Tamasik）

惰性的人不喜欢工作；早晨起床晚；生活失败；因为他们脏乱懒惰，所以没有人喜欢，人们不愿意和他们交往。

并不是每个人只有一种特质，每个人都同时拥有这三种特质，只是有些人悦性特质强些，有些人激性特质强些，而有些人则惰性特质强些。

性格的全面发展，其实就是这三种特质的均衡发展——尽可能发展悦性特质，在一定程度上保留激性特质，尽可能减少惰性特质。

三、鞘的概念

现在我们用另外一种方法来解释人类的存在。

《奥义书》里提到了“鞘”(kosha，层）的概念，以及它的发展与提升。

我们的生命存在有五层，从最外表的物质身体层（肉体）到内在的喜乐层，它们同时存在，但是在不同的点上达到其最高境界。物质身体层代表肉体，生命能量层代表生命能量，心理层代表着精神、感觉和情绪，智慧层包括想象、记忆、知识、内省、理解等，喜乐层代表着幸福观、创造力和无上的喜乐。

1. 物质身体层（Annamaya kosha）

肉身，个性之外的物质存在称为物质身体层。由父亲的食物精华和母亲子宫里的营养结合而成，因持续不断地摄入食物而维持存在；我们所摄入的食物转化成肌肉、血管、神经、血液和骨骼。人死后，肉身还原成土，变成食物。

瑜伽认为，身体是由五种元素组成的，空、气（风）、火、水、土。

土，代表身体内所有固态结构，如器官和组织；水，代表身体内所有液态部分，如血液，尿液；身体感受到温度是因为火；胃里我们会有气；细胞之间的空隙便是空。五种元素保持在一个适当的平衡，人体就能成长。摄入的食物可以转化成这五种元素。死亡就是这五种元素的分解，又回归原来的状态。

而适当的瑜伽练习和饮食可以让物质层正常运转。

人的健康的标准是身材适中，思维敏捷，有毅力。具备这些特质的人容易掌握技术性工作，手眼协调能力好，如写作、运动、锻造、针织等都需要手眼配合。人的身体是大自然制造工厂的一个有效工具，我们的任务就是要充分发挥它的作用。

2. 生命能量层（Pranamaya Kosha）

生命能量层比物质身体层更加精微，它控制并支持着物质身体层的运转。这一层由五种能量构成。

（1）命根气（Prana，普拉那）：位于头部至胸部之间，上下运行，掌管呼吸功能。

（2）中住气（Samana，撒玛那）：位于胸部至肚脐之间，从两侧向中间运行，主管消化功能。

（3）下行气（Apana，阿帕那）：位于肚脐以下，向下运行，主管排泄功能及性能量。

（4）上行气（Udana，乌达那）：位于身体中线、胸部以上，向上运行，主管身体的呕吐、嗝逆等功能；最主要的功能是把今生的业（karma）带到来世。

（5）遍行气（Vyana，维亚那）：位于整个身体表面，在体表上下运行，保护身体抵御来自外界环境或他人的不良影响。

这五种能量随着年龄的增长而逐渐衰退。呼吸练习及呼吸控制法的练习是保持生命能量层健康的最佳方法。

3. 心理层（Manomaya Kosha）

心理层由头脑构成。心理层调节和控制着生命能量层。当头脑因为受惊扰而不安时，生命能量会受影响，身体随之亦然。

头脑可以感受感官传递的信息，它储存着过去的经历与体验，即我们所说的记忆，不论是你喜欢的、还是厌恶的。头脑和身体紧密联系，一些疾病，如哮喘、便秘等障碍，都是有其深层心理原因的，有的疾病称为心理—生理疾病。人们可以通过有规律的祈祷，下定决心来增强头脑的稳定性。

4. 智慧层（Vijnanamaya Kosha）

智慧层控制着心理层。我们可以通过它们的以下不同之处，弄清楚二者的关系。

头脑通过感官接受外界的刺激，再将其反应、传递给感官，五个感官接收到的刺激各不相同。总体的印象会由头脑来呈现，这就是判断能力。分辨力就是对头脑接收到的刺激进行判断，对此做出什么样的反应，也取决于头脑。记忆里有愉悦的印象，也有不愉悦的印象，智慧会做出明智的决定，也许头脑也会不满意，不过对人本身有益，比如，药物是苦的，我们的头脑不喜欢，但智慧告诉我们，这对身体有益。

5. 喜乐层（Anandamaya Kosha）

这是五个鞘（层）里最里层的，包括了所有的幸福观。它们存在于类似深度睡眠的潜意识里。不论在哪种情况下，清醒或是睡梦中，一旦我们达到那个层面，就会经历共同的、没有了兴奋的、不受任何干扰的平和与宁静。

喜乐层控制着智慧层，因为智慧受控于幸福观。

当所有的“鞘”（层）均衡发展时，我们自身和外界就处于一种和谐与协调之中，带来喜悦与宁静。

6. 鞘的发展

规律的饮食习惯，正确的食物种类，所有的运动如慢跑、散步特别是练习瑜伽体式和太阳致敬式，以及瑜伽当中的清洁法都可以促进物质层的发展。

呼吸控制法和呼吸练习可以提高生命能量层的品质。

唱诵和冥想可以发展心理层。

通过研读与分析优秀的典籍，以及练习冥想，可以不断发展智慧层。在学习经典时，不是仅仅研读就够了，还要在此基础上按正确的方式去分析其中所包含的道理和知识，只有这样的学习才能真正有助于提升智慧层。

与好人为伴、与良师益友相伴，有助于提升喜乐层。因为只有豁达睿智的导师才能够引领人们感悟人生真谛，懂得什么是人生至福。

第三节　瑜伽与其他运动的区别

习练瑜伽和进行其他体育锻炼一样，都能够使我们的身体更加健康。但是，从本质上讲，瑜伽不仅仅是一种锻炼方式，它更是一套完整的哲学体系。瑜伽习练不仅仅作用于我们的物质身体层面，还作用于我们的精神层面、灵性层面。瑜伽使我们更深层的觉知力得到培养，带来身、心的平衡与协调。瑜伽与其他运动的区别，通过表 6.1 的对比进行论述：

表 6.1 体育锻炼和习练瑜伽比较

体育锻炼	习练瑜伽
目的： ·强健体魄（身体强壮、灵活、敏捷） ·成为健康、尽职的市民 ·改善体型，增进与他人交流，提高体育道德，促进团队协作 ·更关注物质世界 ·负面情绪疏解途径	目的： ·促进人格的全面发展（强健体魄，使精神与物质身体相协调，机体的各个系统功能健全） ·提升自我意识 ·改善整个机体的健康状况和平衡系统 ·更关注精神世界 ·启迪智慧
生理方面： ·锻炼随意肌，增强力量 ·提高身体的爆发力 ·锻炼处于快速、加速和重复状态时，主要是白色 / 黄色肌纤维起作用（白色 / 黄色肌纤维起作用较快，即它们启动和停止肌纤维都比较快） ·白色 / 黄色肌纤维赋予人体速度、力量、爆发力、灵活、敏捷 ·在体育锻炼期间，脉搏、血压、心跳加快属于休闲娱乐，是一种消耗能量的活动；因此，在参加体育锻炼 / 活动以后，会感到疲劳	生理方面： ·增强随意肌和非随意肌的健康状况，改善韧带、肌腱和体内肌的功能 ·除了增强身体的耐力以外，有助于增强承受压力的能力 ·在身体姿态处于静态的情况下，红色肌纤维起主要作用（红色肌纤维起作用较缓慢，但失去作用也比较缓慢，即它们启动和停止肌纤维都比较缓慢） ·红色肌纤维赋予人体耐力稳健性、灵活性和适应性 ·在练瑜伽期间，脉搏、血压、心跳保持稳定，有时减慢 ·补充能量，使身心重新充满活力。因此，在习练瑜伽以后，会感到精神振作，同时对身心起到镇静作用

体育锻炼	习练瑜伽
技术方面： · 强调协调肢体，易忽视呼吸 · 引发竞争精神 · 主要使肌肉收缩 · 不对称性，单一性	技术方面： · 强调呼吸配合，重视联结 · 非竞争的 · 主要使肌肉伸展、放松 · 对称、全面
治疗方面： · 使静脉血迅速回流，改善葡萄糖容限，降低胆固醇水平，有助于延长寿命 · 控制肥胖 · 增强抵抗疾病的能力 · 对于身体的紊乱是一种补救的方法 · 增强心肌功能，从而使心脏由于超负荷而紧张 · 改善呼吸和循环系统的功能 · 可预防疾病的发生	治疗方面： · 使静脉血迅速回流，改善葡萄糖容限，降低胆固醇水平，有助于延长寿命 · 控制肥胖 · 增强抵抗疾病的能力 · 对身心疾病起到补充和辅助治疗的作用 · 由于采用压力推拿，能起到镇静作用，从而改善心肌的健康状况和功能（心脏肌） · 改善整个机体系统的功能，特别是神经系统的功能 · 可以作为预防和康复治疗的方法
行为影响： · 增强进取心，以及进攻和防御精神 · 以自己为中心	行为影响： · 增加耐力阀，使之更沉着、镇定 · 采取自我反省的态度，以人为本

续表

体育锻炼	习练瑜伽
范围： · 不必每天锻炼。但是，如果间断，会造成关节疼痛、超重、肌肉松弛等 · 仅限于某一年龄段；对性别没有要求 · 环境影响较大；其他辅助设备要求较多 · 技能受限制于某种体育锻炼 / 比赛	范围： · 最好每天练习。不连续练习瑜伽不会造成严重的负面影响，但是不可能获得持续练习瑜伽的益处 · 对年龄、性别都没有要求 · 环境影响不大；其他辅助设备要求较少 · 在每种活动中获得技能

思考题：

1.《哈他之光》对瑜伽饮食食量的要求是什么？

2.《哈他之光》对于呼吸控制法练习初级阶段的饮食有什么建议？

3. 简述你对瑜伽练习应该尽量选择素食的认识。

4. 三种特质（Gunas）是什么？

5. 五个层面（Five Koshas 五鞘）包括哪些？如何提升每一个层面？

6. 构成“生命能量层”（Pranamaya Kosha）的五种能量有哪些？

参考文献

[1] 斯瓦特玛拉玛．哈他之光 [M]. 北京：中国青年出版社，2017：373.

[2] 斯瓦米·库瓦拉亚南达．瑜伽体位法 [M]. 北京：中国青年出版社，2017：214.

[3] 斯瓦米 · 库瓦拉亚南达．瑜伽呼吸控制法 [M]. 北京：中国青年出版社，2017：202.

[4] 斯瓦米 · 萨特亚南达 · 萨拉斯沃蒂．瑜伽休息术 [M]. 北京：华夏出版社，2014：194

[5]（印度）默瀚．纯粹瑜伽 [M]. 北京：中国青年出版社，2020

悠季瑜伽　一个心愿的分享

2003 年，欣喜于印度之行的瑜伽体验，前《ELLE》杂志主编尹岩女士发心，将印度纯粹瑜伽带到中国惠泽大众。暨此，尹岩与瑜伽师默瀚共同创办悠季瑜伽，以传统瑜伽的坚守和传播为使命，以“传统、传承、传播”为理念，以悠季瑜伽学院为核心，打造学院、会馆、出版三大平台，全力推广瑜伽。

“悠季瑜伽学院”以正宗成熟的传统瑜伽教学体系和强大师资享誉瑜伽领域。多年的耕耘，悠季瑜伽学院专注打造瑜伽教学体系及开展教学实践，推出系列大师讲座，引进瑜伽核心流派，成为瑜伽学习、传播与国际交流的权威平台。悠季瑜伽学院以其专业性率先拥有国际瑜伽资格认证，2005 年，国内首家获得全美瑜伽联盟 200 小时资格认证，随后获得 500 小时认证资格；2016 年，国内唯一荣誉获得国际瑜伽理疗协会认证。悠季瑜伽学院拥有北京、杭州、广州、成都四个校区，培养了上万名瑜伽教师，逾百名瑜伽名师，其中不乏中国第一批艾扬格瑜伽老师、呼吸控制法老师、冥想老师等，被誉为瑜伽领域的“黄埔军校”；2020 年，悠季瑜伽学院全力打造的线上培训平台“悠季瑜伽云学院”上线，以其独一的平台形式及课程的专业设计独享权威。

悠季瑜伽会馆洒落全国，成为国内瑜伽爱好者的瑜伽家园。《悠季丛书》《瑜伽文摘》以出版瑜伽古籍文献及历代大师的实践，传播瑜伽圣哲及前辈的智慧及探索为己任，为瑜伽习练者提供“身边的恩师”；2015 年创办的“中国瑜伽峰会”成为大师荟萃的顶级盛典。

作为中国瑜伽行业领军机构，悠季瑜伽获得包括“中国十大新型连锁企业”荣誉称号，印度政府国际最佳贡献等多项国内、国际荣誉，在国内外瑜伽行业享有极高声誉；创始人尹岩问鼎瑜伽人物、新生活方式引领者等荣誉，默瀚老师也成为中国瑜伽最著名面孔、中印文化交流的使者。

《悠季丛书》出版物目录：

《哈他之光》

［印］斯瓦特玛拉玛　著

《瑜伽体位法》

［印］斯瓦米·库瓦拉亚南达　著

《瑜伽呼吸控制法》

［印］斯瓦米·库瓦拉亚南达　著

《荣耀生命：斯瓦米·库瓦拉亚南达传记》

印度卡瓦拉亚达瀚慕瑜伽学院　著

《瑜伽末那识》

［印］B.K.S. 艾扬格　著

《生命之光：艾扬格传记》

［印］拉什米·帕克希瓦拉 著

《瑜伽与心理健康》

［印］R.S. 博格　著

《瑜伽休息术》

［印］斯瓦米·萨特亚南达·萨拉斯沃蒂　著

《哈他瑜伽教育学师资认证基础·理论篇》

悠季瑜伽学院　著

《哈他瑜伽教育学师资认证基础·实践篇》

悠季瑜伽学院　著

《纯粹瑜伽——印度瑜伽习练手册》（全新修订版）

［印］默瀚　著

图书在版编目（CIP）数据

哈他瑜伽教育学师资认证基础·理论篇 / 悠季瑜伽学院编著. -- 北京：中国青年出版社，2019.12（2023.8 重印）

ISBN 978-7-5153-5901-4

I. ①哈… II. ①悠… III. ①瑜伽—教师培训 IV. ① R161.1

中国版本图书馆 CIP 数据核字（2019）第 276138 号

哈他瑜伽教育学师资认证基础·理论篇

作　　者：悠季瑜伽学院
瑜伽演示：尹笛
责任编辑：吕娜
书籍设计：瞿中华
出版发行：中国青年出版社
社　　址：北京市东城区东四十二条 21 号
网　　址：www.cyp.com.cn
经　　销：新华书店
印　　刷：三河市万龙印装有限公司
规　　格：787mm×1092mm　1/16
印　　张：14.25
字　　数：180 千字
版　　次：2020 年 5 月北京第 1 版
印　　次：2023 年 8 月河北第 4 次印刷
定　　价：69.00 元
如有印装质量问题，请凭购书发票与质检部联系调换
联系电话：010-65050585